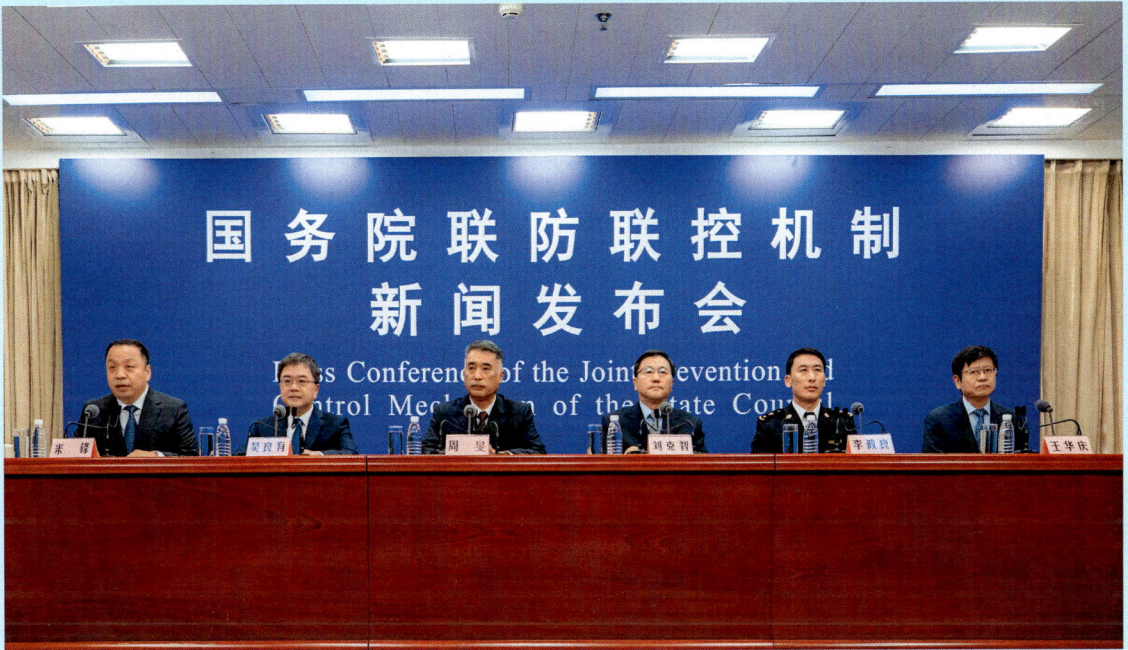

2021 年 10 月 24 日，介绍加强秋冬季疫情防控和做好疫苗接种有关情况

国务院应对新型冠状病毒肺炎疫情联防联控机制

新闻发布会实录（六）

国务院应对新型冠状病毒肺炎疫情联防联控机制宣传组　编

人民卫生出版社
·北京·

图书在版编目（CIP）数据

国务院应对新型冠状病毒肺炎疫情联防联控机制新闻发布会实录 . 六 / 国务院应对新型冠状病毒肺炎疫情联防联控机制宣传组编 . —北京：人民卫生出版社，2022.6

ISBN 978-7-117-33167-8

Ⅰ. ①国… Ⅱ. ①国… Ⅲ. ①新型冠状病毒肺炎–疫情管理–新闻公报–中国–2020 Ⅳ. ①R186

中国版本图书馆 CIP 数据核字（2022）第 088784 号

| 人卫智网 | www.ipmph.com | 医学教育、学术、考试、健康，购书智慧智能综合服务平台 |
| 人卫官网 | www.pmph.com | 人卫官方资讯发布平台 |

国务院应对新型冠状病毒肺炎疫情
联防联控机制新闻发布会实录（六）
Guowuyuan Yingdui Xinxing Guanzhuang Bingdu Feiyan Yiqing
Lianfang Liankong Jizhi Xinwen Fabuhui Shilu（Liu）

编　　写：国务院应对新型冠状病毒肺炎疫情联防联控机制宣传组
出版发行：人民卫生出版社（中继线 010-59780011）
地　　址：北京市朝阳区潘家园南里 19 号
邮　　编：100021
E - mail：pmph @ pmph.com
购书热线：010-59787592　010-59787584　010-65264830
印　　刷：北京虎彩文化传播有限公司
经　　销：新华书店
开　　本：787 × 1092　1/16　　印张：16　　插页：3
字　　数：228 千字
版　　次：2022 年 6 月第 1 版
印　　次：2022 年 8 月第 1 次印刷
标准书号：ISBN 978-7-117-33167-8
定　　价：98.00 元
打击盗版举报电话：010-59787491　E-mail：WQ @ pmph.com
质量问题联系电话：010-59787234　E-mail：zhiliang @ pmph.com
数字融合服务电话：4001118166　E-mail：zengzhi @ pmph.com

前　言

习近平总书记在全国抗击新冠肺炎疫情表彰大会上指出："我们迅速建立全国疫情信息发布机制，实事求是、公开透明发布疫情信息。"在抗击新冠肺炎疫情中，习近平总书记多次对疫情信息发布工作作出重要指示，明确提出"让群众更多知道党和政府正在做什么、还要做什么，对坚定全社会信心、战胜疫情至为关键"；明确要求"要及时发布权威信息，公开透明回应群众关切，增强舆情引导的针对性和有效性"。

抗击新冠肺炎疫情阻击战打响以来，在全力做好疫情防控的同时，我国以对生命负责、对人民负责、对党和国家负责、对历史负责、对国际社会负责的态度，建立最严格且专业高效的信息发布制度，第一时间发布权威信息，速度、密度、力度前所未有。自 2021 年 1 月 13 日至 2021 年 12 月 29 日，国务院联防联控机制持续召开 32 场司局级新闻发布会，联防联控机制各部门司局级负责同志和有关专家 64 位嘉宾走上发布台，回答中外媒体提出的 484 个问题，涉及疫情形势、疫情防控、疫苗接种、医疗救治、物资保障、科研攻关、复工复产、精准防控、依法防控境外输入等各领域社会关切，在党中央重大决策部署和群众关心关切的热点难点问题之间，打通信息公开的最后一公里，充分发挥了强信心、暖人心、聚民心的作用。

为帮助各地在抗击新冠肺炎疫情、应对重大突发公共卫生事件中更好地加强新闻发布和舆论引导工作，本书就 2021 年 1 月 13 日至 7 月 31 日的 15 场国务院联防联控机制新闻发布会现场实录进行了整理汇编，供大家在工作中参考。

国务院应对新型冠状病毒肺炎疫情

联防联控机制宣传组

目　录

新闻发布会实录

布会

国务院联防联控机制就疫情防控和新冠病毒疫苗接种有关情况举行发布会

新闻发布会实录

注：本书中发布会嘉宾的职务均为时任职务。

国务院联防联控机制就近期新冠肺炎疫情防控和医疗救治有关情况举行发布会

（第1场）

一、基本情况

时　间	2021年1月13日
主　题	介绍新冠肺炎疫情防控和医疗救治有关情况
发布人	国家卫生健康委疾病预防控制局监察专员　王斌
	国家卫生健康委医政医管局监察专员　郭燕红
	中国疾病预防控制中心副主任　冯子健
	北京大学第一医院感染疾病科主任　王贵强
主持人	国家卫生健康委新闻发言人、宣传司副司长　米锋

二、现场实录

主持人：各位媒体朋友，大家下午好！欢迎参加国务院应对新型冠状病毒肺炎疫情联防联控机制（以下简称"国务院联防联控机制"）举办的新闻发布会。进入2021年以来，全球新冠肺炎疫情流行加速，累计确诊病例8 970万例，南北半球同时出现快速增长。国内多地报告本土散发病例和聚集性疫情，疫情呈现持续时间长、涉及范围广、传播速度快、患者年龄大、农村比例高等特征，有的地方出现了社区传播、多代传播，防控形势复杂严峻。针对近期疫情，习近平总书记作出重要指示，李克强总理提出明确要求。要强化农村防控,筑牢基层防线;守好重点场所,关爱重点人群;加强监测预警,及早发现病例;提升检测能力,摸清疫情底数;严格隔离管控,防止交叉感染;做好医疗救治,抓好院感防控;加快流调溯源,尽快锁定源头。今天发布会的主题是:近期新冠肺炎疫情防控和医疗救治有关情况。我们请来了国家卫生健康委疾病预防控制局监察专员王斌女士、医政医管局监察专员郭燕红女士、中国疾病预防控制中心副主任冯子健先生、北京大学第一医院感染疾病科主任王贵强先生,请他们就大家关心的问题共同回答媒体的提问。下面,请记者朋友举手提问。提问前请先通报所在的新闻机构。

南方周末记者:根据河北省发布的新冠肺炎确诊病例行动轨迹,多个村卫生室或小诊所接诊或确诊病例,农村医疗卫生条件和医疗机构能力比城市薄弱,一旦发生疫情,蔓延的风险可能更大。请问,农村疫情防控方面将采取什么措施?如何发挥基层乡镇卫生院、村卫生室、个体诊所等的哨点作用?谢谢。

王斌:谢谢记者的提问。确实像刚才这位记者说到的,和城市地区相比,大部分农村地区的医疗条件是薄弱的,防控能力相对比较弱,特别是随着春节的到来,大量人员陆续都会返乡过年,城乡之间的人员流动会进一步加大,这给农村地区的疫情防控带来很大的挑战。这段时间,我们会同相关部门指导农村地区科学精准地做好新冠肺炎疫情防控的相关工作,这些天我们主要采取了以下几方面措施:第一,要求各地建立县乡村三级指挥体系,压实疫情防控的责任,乡镇要有乡镇的责任落实,村要有村的责任落实,严格落实各项措施。第二,继续加大对农村公众的宣传,加强疫情防控各项措施的宣传,继续倡导村民养成戴口罩、勤洗手、多通风的卫生习惯;同时,也提倡在节庆期间文明举办婚庆等活动,尽量少摆席,避免人群聚集。第三,要做好重点人群摸排。春节到了,回乡的人多了,这些返乡人员,我们希望在乡和村两级要做好相关人员,尤其是从重点地区回来的人员,还有从事重点风险比较大的工作人员的摸排,尤其是对进口冷链食品相关的工作人员,他们回去以后,这些人员的情况当地乡村都应该掌握。同时要做好信息登记和返乡14天内的健康监测,发现异常情况及时报告。我们希望他们回去以后少串门、少聚集。第四,要提高乡镇卫生院、村卫生室和个体诊所对新冠肺炎疫情的发现报告意识。加强对发热、干咳、咽痛这些呼吸道症状病例的监测,同时强调首诊负责。第五,我们希望农村地区提前组建由市和县两级人员组成的流调队,同时提前确定集中隔离场所、定点医院、机动支援队伍,配备运输车辆,备足疫情防控物资。第六,一旦发生疫情,要迅速响应,全面开展疫情防控。在这个方面,一旦发生疫情,要科学划定风险区域,快速精准地封控涉疫地点,同时规范设置一些检疫区,落实出入人员的测温、登记、扫码、消毒措施,同时要依法依规采取措施进行交通管制,如果这些措施都能做到,我想农村地区的疫情防控一定会取得实效。谢谢。

新华社记者:截至目前,全国有1个高风险地区和73个中风险地区,春节即将来临,即将面临人员大规模流动,请问疫情会不会进一步反弹?谢谢。

冯子健:当前我国疫情呈现多地局部暴发和零星散发状态,这是入冬后全球各地疫情大幅度上升后,对我国"外防输入"造成巨大压力的一种反映。经过与新冠肺炎疫情一年多的斗争,我们对新冠病毒有了较多的认识,国务院联防联控机制已经印发了相关的防控措施,能第一时间发现、控制疫情,应该不会出现新冠肺炎疫情的大规模流行。春节期间的人员流动大、聚集性活动多,将增加疫情传播的风险。同时,春节期间的物流也加大,低温条件下确实需要警惕进口冷链食品和其他货物被病毒污染引起输入疫情的风险。为了应对风险,国家已经部署了今冬明春防止疫情反弹的各项措施,落实好这些措施就可以确保不发生、不出现大规模的疫情反弹。谢谢。

中国日报记者: 近期,全国针对重点人群都开展了新冠病毒疫苗的接种,从中高风险地区来到低风险地区的民众,如果已经接种了疫苗是否还需要隔离?谢谢。

王斌: 接种了新冠病毒疫苗之后,绝大部分人体内会产生抗体,能够有效地预防感染。但是仍会有少数接种者不产生抗体或者说抗体的滴度不够,这样的人仍然会有被感染的风险。另外,重点人群的接种刚刚开始,大部分人仅接种了一个剂次,所以疫苗的保护作用在目前来看还不能充分地实现。所以在现在这样一个阶段,我们建议只要人员有流动,我们希望所有的人都执行流入地当地的疫情防控措施,遵守当地相关的防控要求和规定,最大限度保证疫情防控的效果。谢谢。

中央广播电视总台央视记者: 近期石家庄和沈阳都出现了高龄重症病例,我们看到国家卫生健康委已经派出了专家组到前方指导。请问这些病例目前的救治情况怎么样?现阶段,对于高龄重症病例的治疗手段和前期有什么不同?谢谢。

郭燕红: 谢谢记者的提问。确实,近期河北省和辽宁省都相继发生了新冠肺炎的聚集性疫情,应该说牵动着全国人民的心。这次疫情对于患者来讲,一是老年人多,二是患有心脑血管基础性疾病的人员比较多。我们做了统计,河北的确诊病例平均年龄是 50 岁,60 岁以上的病例占到30%;辽宁 60 岁以上的病例占到 37%,平均年龄达到 53 岁。这对救治工作提出了挑战。疫情发生以后,我们高度重视患者的医疗救治工作,按照"四集中"的原则,也就是集中患者、集中专家、集中资源、集中救治,河北立即腾出了条件比较好的定点医院,将患者全部集中在定点医院集中救治。我们第一时间派出了国家级的专家团队,与当地的专家团队一同进驻到定点医院,为患者提供最佳的诊疗方案。我们还坚持定期对包括辽宁、河北在内的重症患者进行远程会诊,通过"四集中"最大化保证救治的质量。同时我们还坚持在救治上关口前移,对于轻症患者,加强对患者的观察和监测,特别是确定了一些临床的预警指标,包括炎症的预警指标、低氧血症的预警指标,加强监测,能够及早干预,减少轻症向重症的转变。在重症的救治上,我们坚持多学科,一人一策,我们派出的国家级团队除了有重症团队以外,还有感染、呼吸团队,针对老龄人群和基础病患者比较多的情况,还有针对基础性疾病的专家团队。此外,我们还调集了中医团队,形成多学科的诊疗团队,既要治疗新冠肺炎,又要治疗患者的基础性疾病。经过一年的患者救治工作,在重症救治上我们也积累了一些经验,比如早期应用康复者的恢复期血浆,以及采用中西医结合的办法。除了多学科的团队以外,加强护理工作,加强营养支持、心理支持和康复指导。通过多学科综合的诊疗,能够达到最佳的治疗效果。为了支持辽宁、河北的救治工作,我们分别调集了 3 万毫升血浆支持两地重症患者的救治工作。通过千方百计、多措并举的救治,目前两地的重症患者救治工作总体比较平稳,我们对救治工作是充满信心的。谢谢。

凤凰卫视记者:我们看到现在距离春节不到一个月时间,春运会马上启动,多地出现了散发的状况。在疫情传播风险增大的情况下,针对春运的疫情防控会采取哪些措施?谢谢。

王斌:谢谢您的提问。确实,再过十几天,一年一度的春运就要拉开帷幕了,春节快到了,目前估计,可能境外回国人员会进一步增加,国内人员流动也会增加,会有很多人回家过年。同时,在春节还会有更多的室内聚集，我们也感觉到，为了保障春节的物资供应，很多的食品、货物物流也会增加，这些都是在春运期间疫情传播的风险因素。应该说，春运的疫情防控是我们目前疫情防控面临的一次"大考"。做好春运的疫情防控工作，其实最主要的措施就是反复强调、反复要求，要落实常态化疫情防控的工作。落实冬季一系列的防控工作，最重要的是要落实"四方"责任：一是落实属地责任。各个地方的党委和政府要切实履行起领导责任，组建高效有序的春运疫情防控的指挥体系和组织体系，健全值班值守制度。春运相关部门要按照相关工作职责加强疫情防控的训练和应急演练。二是落实部门责任。春运涉及的部门非常多，相关部门都应该按照减少人员流动、减少聚集、减少旅途风险同时加强个人防护的思路落实部门责任。在这个过程中，部门之间要加强信息互联互通，形成工作合力。三是落实单位责任。交通运输的企业和场站码头这些地方要落实主体责任，要强化"五有"，就是五方面的要求。这些地方要有疫情防控指南，有疫情防控制度和相应的责任人，要有防护物资的储备，要有当地医疗防疫人员的支持，同时还要有隔离场所和转院安排的准备等。四是落实个人责任。对于每一个人来说，在春运期间都仍然还要坚持做好个人防护，戴口罩、勤洗手，在家里还要勤通风。如果有探亲访友的需求，一定要落实在旅途中的各项防护措施。在这儿我利用这个机会，通过媒体朋友们呼吁广大公众，在春运期间要尽量做到非必要不出行，如果一定要出行，要关注交通旅游信息，同时还要注意错峰出行，全程做好防护，尽量避免去人多的密集场所。一旦发生可疑症状之后也不要慌，一定要佩戴好口罩，去到就近的医疗机构就诊。谢谢。

香港经济导报记者：据媒体报道，香港特区政府采购的科兴中维新冠病毒灭活疫苗预计最快本月有 100 万剂到港，请问这个疫苗临床试验情况如何？安全性和有效性是否符合要求？谢谢。

米锋： 今天请到发布会现场的还有北京科兴中维生物技术有限公司（以下简称"科兴中维"）的董事长尹卫东先生，我们请他来回答这个问题。

尹卫东： 谢谢主持人。科兴中维的新冠病毒灭活疫苗叫克尔来福，这个疫苗已经在 2020 年 4 月进入了Ⅰ期和Ⅱ期临床研究，通过研究证实了疫苗的安全和有效性。之后我们分别在巴西、土耳其、印度尼西亚及智利等国开始了Ⅲ期临床研究，特别是在巴西做的Ⅲ期临床研究是最早的，是 2020 年 7 月 21 日开始的临床研究。临床研究在不同国家采用的是相同的新冠病毒疫苗，是同一个批次，虽然每个国家的方案不完全一致，但总体上现在已经完成了 24 400 名志愿者的入组，并且主要的研究数据已经陆续出来了。首先是土耳其的中期分析，保护率能达到 91.25%；在印度尼西亚的Ⅲ期临床研究结果保护率已经公布，是 65.3%。在巴西的Ⅲ期临床研究结果分别公布了这样一些数字，首先是疫苗对重症和住院患者的保护率达到 100%；对于就医的保护率，这些志愿者得病之后要去医院看病的保护率达到了 78%；对于高危人群医护人员的保护率，总体上也达到 50.3%。这些临床研究的Ⅲ期结果足以证明，克尔来福新冠病毒灭活疫苗在世界各地的安全有效性是良好的。我们不仅完成了Ⅲ期临床研究的如期进展，也加速了产业化的建设，在科兴中维的生产线，目前一期已经完成了年产 5 亿支的疫苗生产线建设，并且投入了正式的生产。经过中国国家药品监督管理局的 GMP（good manu-facturing practice，药品生产质量管理规范）验收，同时完成了巴西、土耳其、新加坡和智利的 GMP 检查，也就是说我们现在有五个国家的 GMP 检查完成，能够充分保障现在疫苗的需求。不仅是一期 5 亿支的生产线完成，同时我们建立了二期的生产线，又有 5 亿支，现在正在验收当中，预计 2 月份可以投入生产。我们有 10 亿支的产能能够保障供应。我们陆续收到了多个国家向科兴中维发出的新冠病毒灭活疫苗的订单，这里面包括印度尼西亚、土耳其、马来西亚、新加坡、菲律宾等国，分别已经与我们公司签署了疫苗供应的协议,特别是在中国批准新冠病毒灭活疫苗紧急使用之后,印度尼西亚已经正式批准新冠病毒灭活疫苗在其国内的紧急使用。今天可以看到新闻,他们的佐科总统已经正式接种了由我们科兴中维生产的克尔来福新冠病毒灭活疫苗。我们同时也向国内各省(自治区、直辖市)提供了紧急使用的疫苗,截止到 2021 年 1 月 10 日,已有超过 700 万剂灭活疫苗供应到各地,特别是广东、北京等省市,已经大规模接种,取得了良好的安全性效果,有效性我们正在研究和追踪当中。鉴于此,对于香港也像正式供应疫苗一样,我们提交了相关的注册文件和有关技术条款的信息,已与香港特区政府签署了 100 万支疫苗的供应协议,我们一定能够按照合同的规定准时向香港提供疫苗。谢谢。

香港中评社记者: 近期,石家庄针对疫情出台了一系列管控措施,包括社区封闭管理,所有车辆和人员均不许出市等措施,让人们回想起了 2020 年年初。请问当前对石家庄疫情的严重程度有怎样的判断?谢谢。

冯子健: 谢谢你的提问。石家庄疫情相比前几次聚集性疫情病例多,发展也比较快,目前已经采取各方面的措施。第一,发现疫情后,立即采取了有效的防控措施,限制人员流动,阻止疫情传播和扩散。大家已经注意到,近几天石家庄每天都还有一定数量的新增病例报告,如果分析一下这些病例的来源,这些新诊断报告的病例也都是来自管理的密切接触者、管控社区和人群,都在我们管控范围之内。这些病例在第一轮核酸检测时没有被发现,主要是他们当时刚刚感染,还处在检测诊断"窗口期",所以在后续核酸检测时才能被发现。第二,当地已经对全民进行了大规模的核酸筛查,在随后几天还会有一定数量的感染者被诊断报告出来。从 1 月 2 日首次报告疫情到现在已经 11 天了,根据去年处理的多起聚集性疫情,从首次报告病例到最后 1 例诊断病例,一般都在 2~3 周,只要我们采取坚决果断的措施,刻不容缓地抓好各项防控措施,相信疫情能够很快得到控制。此外，大家也可以感受到，各地针对2020年12月15日以后，从石家庄到外地的人群也做了大规模筛查、检测、排查工作，最近其他地方报告的一些病例都和排查工作的进展有很大关系。加大排查力度，尽快完成排查工作，也有利于防控石家庄疫情向其他地区传播扩散。

澎湃新闻记者：最近有一些地方都出现了新冠病毒感染者在集中隔离14天以后被确诊或者是被检测出阳性，尤其是在大连，有一些感染者是在4次核酸检测以后被发现的，而且潜伏期也超过了10天。从这些现象来说，是不是新冠病毒出现了新的特征？比如潜伏期更长了，产生这些现象的原因是什么？谢谢。

王贵强：谢谢记者的提问。我们看到，最近有些长潜伏期的，在隔离14天以后仍然查到病毒，这是个别现象。因为潜伏期目前基本是14天以内，大部分是在3~7天，个别超过14天的也是存在的，既往病例也是有的，目前看还是个别现象。是不是潜伏期延长了，还需要进一步的研判。针对这种情况，目前采取的措施还是非常明确的，针对可能出现的14天以后仍然具有传染性这种个别的现象，不同地区都采取了非常有效的手段，包括"14+7"的方式，也就是说，除了14天的隔离以外，还要加上7天的居家隔离，并且在隔离期间要进行核酸检测，隔离结束后也要进行核酸检测，为了最大限度地避免潜在的传播风险。在这里要强调，居家隔离不是在家里随便待着，而是做好严格的防护，包括个人的防护，包括家庭成员的防护，以及居家要求，不要随意外出等等，保证这7天的居家隔离真正能做到有效隔离和防范。还要强调一点，目前防控的意识还不能放松，防控的措施也不能放松，我们仍然强调在聚集的地方要戴好口罩，注意手卫生，少聚集、少活动，最大限度地避免潜在的传播风险。谢谢。

中新社记者：我们看到近期上海、广东、山东等地陆续报告了境外输入的变异新冠病毒的感染病例，国外也有研究表明变异病毒的传染性更高。我想知道，这对我国疫情防控会产生什么样的影响？谢谢。

冯子健：确实像您所说，最近在英国、南非发现了新的变异病毒，在巴西也有类似的情况，都受到密切关注。这个问题确实是全世界都高度关注的一个问题，就是新冠肺炎大流行过程中出现的新的问题。针对这个问题，疫情发生国和其他国际社会不同研究机构都高度关注，在密切研究。现在初步证实变异病毒导致的传染性增强了，衡量指标是续发率提高了，提高了大概10%~70%，家庭中的续发率也有显著提高。在整个欧洲，特别是英国，这个病毒流行的比例也成了主导毒株，这些国家疫情增长的态势也比较强。在排除了人的行为因素之后，仍然看到它有增强的现象，所以这个疾病的传染性增强了，这基本上是可以肯定的。就目前来说，还没有看到这个病毒的毒力增强，也就是导致疾病的严重性增强。所在国家做了比较系统的研究，感染了新的变异病毒的人群和感染其他非变异病毒的人群，住院率、病死率并没有上升，表明病毒毒力没有发生变化。另外，也没有看到抗原性变化。过去通过感染或者接种疫苗之后产生的抗体是否对它丧失保护，目前还没有看到这样非常明确的迹象。新的变异病毒的出现，它的传染性、传播能力的增强带来的主要影响就是我们对这个病毒采取的防控措施要相应地强化，过去防控这个疾病采取的措施力度如果是10分的话，我们现在要采取12分或者15分更大的力度来防控。具体的措施不需要有新的调整，对于我们国家来说，采取了非常严格的人员入境管理，落地14天隔离，加强核酸筛查等等这些措施是不受影响的，防止境内传播的措施也还是这些措施，个人预防还要戴好口罩、注意个人手卫生等等，当疫情发生之后，采取现行的一系列行之有效的措施，只要把它落实好，保持高强度，坚决有力，仍然能够有效地阻止它进一步传播。谢谢。

路透社记者：疫情在冬季死灰复燃，请问防控措施的薄弱环节在哪里？天一冷，疫情再现，是否会成为中国今后的新常态，如何确保疫情不会影响 2022 年冬季奥运会的进行？谢谢。

王斌：谢谢您的问题。进入冬季之后，境外的疫情加速蔓延，我国防范境外输入的压力空前增加。加之冬季也是多种呼吸道传染病的高发季节，所以多病共防也是我们面临的一个挑战。做好冬季的防控，包括以新冠肺炎为主的呼吸道传染病的防控，确实是我们目前面临的一个很大挑战。为了做好这项工作，我们继续坚持落实"外防输入、内防反弹"的策略。一年多以来，我们仍然坚持这样一些做法。在"外防输入"方面，重点是把好"入口关"，目前采取的最重要措施是人、物、环境三个环节同防。在人防方面，最近这段时间我们同外交、交通、海关部门持续做好来华人员的远端防控。大家知道，现在如果从境外回国，需要拿到核酸证明，还要有抗原检测证明，加强了远端防控。同时我们还加强了交通工具的疫情防控、口岸检疫检测、入境以后人员的闭环管理。第二方面是加大了对进口物品的检验检测力度，对物品表面特别是冷链食品包装和运输工具加强了检验检测，这些物品我们也要求除了检验检测，还要加强预防性消毒。同时指导这些企业加强转运、交易、加工等各个环节的防控工作。对这些从业人员也要定期进行核酸检测，尽早发现可能出现的阳性。同时对这些人员我们还要加强他的个人防护，在这些工作场所都已经形成了常规。这是在"外防输入"方面的措施。在"内防反弹"方面，重点有这么几项工作。首先是加强检测预警，现在各个地方对于发热门诊的患者、冷链食品的从业人员等重点人群，还有医疗机构、农贸市场这样的重点场所都加强了常规的核酸检测，目的就是尽可能早地发现新冠病毒感染的可能。二是强化重点环节，聚焦农贸市场、医疗机构、进口冷链食品加工、运输存储、销售等重点机构的场所，严格落实疫情防控措施。最近这段时间以来加大了监督检查的力度，也发现了一些问题，严格要求各个地方进行整改，主要目的是防止聚集性疫情的发生。三是强化重点时段的防控。我们提出来要减少人员流动，减少人员聚集，减少旅途风险，同时要加强个人防护，加强社区防护，加强"外防输入"的"三减少、三加强"，严格落实"四方"责任。同时，在节日期间，还要加强节日期间的一些特殊要求，如少聚集等。四是加强多病共防。其实冬季的呼吸道传染病有一些共同的防护要求，就是保持社交距离，勤洗手、戴口罩。我们也要求尽可能减少线下的会议、会展这样一些聚集性活动。同时，我们也采取倡导人们接种流感疫苗等预防措施，希望我们在医院里能够加强多病原的联合检测与单病种的快速检测，用这样的技术手段尽可能早地把呼吸道传染病早期识别出来。五是要加强疫情的应急处置，一旦发生疫情，要充分做好疫情防控人员的调度和疫情现场的处置。那些没有发生疫情的地方，我们一再倡导、一再重申，千万不能有侥幸心理，一定要做好日常的人员、物资储备，一旦有了疫情，能够马上响应，争取在最短的时间内控制住疫情。关于记者提到的北京冬奥会相关疫情防控工作，总体来看，尽管目前我们在不同地方有一些散发的疫情，但从全国来看，总体的疫情防控形势是好的。2020 年第四季度的时候，我国先后举办了国家雪车雪橇中心场地预认证活动和国家冬季单项体育联合会的来华访问相关工作。这些工作为我们做好冬季赛事的准备和 2022 年北京冬奥会的疫情防控工作提供了有益的经验。我想，保障好冬奥会，其实最关键的措施就是落实好常态化的疫情防控措施。谢谢。

人民网记者：2021 年 1 月 3 日，大连市疫情防控工作新闻发布会通报疫情中出现了"1 传 33"的超级传播现象，请问这指的是什么？是否意味着这波疫情来势更加凶猛？谢谢。

冯子健：在人际传播的呼吸道传染病里面，"超级传播现象"是一个比较常见的疾病传播现象，从专业上来解释或者从流行病学角度解释，是指一位患者或者是感染者传播的数量导致二代患者数量超过大家都知道的基本传播数，或者是显著地超过这个数，就是超级传播者。新冠肺炎我们已经经历了一年，有很多认识，国际流行病学研究中发表了很多研究报告，新冠肺炎确实是超级传播现象非常突出的一个疾病，很多地方暴发的疫情某些传染者或患者的传播数量要远远超过其他的感染者或患者传播的数量。衡量超级传播现象，国际上还有一个专门的衡量指标，叫KAPPA值，在新冠肺炎是0.1，意味着10%的患者或感染者扮演超级传播者的作用，引发超级传播现象，剩下的感染者传播的数量很少，甚至很高比例的感染者并没有导致二代病例发生。但是在疫情控制过程中，我们其实没有办法识别哪个感染者会扮演超级传播者的角色。当我们观察到超级传播现象时传播已经发生了，所以我们只能事后来观察，看在什么场所、什么样的环境下容易出现超级传播现象。我们对这些场所、对这些人群的活动采取更多的防范防控措施。刚才王斌局长也提到，现在农村有疫情发生的地方，婚丧嫁娶人群聚集的活动要大大减少，这也是消除超级传播现象一个非常重要的措施。现在我们看到的超级传播现象，包括大连出现的"1传33"的情况，也并不意味着这个疾病发生了根本性的变化。现在这个阶段高发的状态主要跟气温有关，寒冷天气有利于呼吸道病毒在外环境的存活。大家知道，新冠病毒有一个非常重要的传播方式，人的分泌物所携带的病毒污染了物体的表面，包括一般的公共物品，也包括最近一段时间大家都熟悉的冷链食品、非冷链产品，特别是进口的，在境外被感染者污染以后进入到境内，主要是手接触，污染的手再接触口眼鼻，导致这样的污染。在寒冷的环境下，病毒在物体表面存活的时间就长，传播的效力就高，这是冬天疫情高发的第一个原因。第二个原因，境外现在的疫情处在非常高强度的传播状态，不管是通过人还是通过物，输入到我国的概率大大增加，境内人员接触暴露感染风险增加，这样导致我们的疫情出现了近期多发的现象。刚才各位问到农村地区最近有两三起疫情，确实是农村地区首先出现的疫情，和前一段在口岸城市出现的疫情不一样,还存在一些环节,现在需要我们研究,从技术上、防控的非技术策略上,看看能不能找到创新性的措施(更好的措施),提高农村地区患者发现的及时性,另外每次及时发现以后采取非常坚决有力的措施,这样疫情就能被控制住。

封面新闻记者: 我的问题是关于疫苗的,近期开展的重点人群疫苗接种是针对 18~59 岁的,请问 60 岁以上的老年人的疫苗接种将会如何安排? 谢谢。

王斌: 谢谢提问。总体来看,我国新冠肺炎疫情整体得到了很好的控制,疫情防控的重点是"外防输入、内防反弹",所以我们整体的新冠病毒疫苗接种策略也是围绕着"外防输入、内防反弹"开展的。从目前局部地区疫情和前期各地发生的疫情分析来看,"外防输入"的重点还是要聚焦在冷链从业人员、海关边检、医疗卫生机构人员、公共交通场所的工作人员,我们确定这些重点行业的人员为"外防输入"的重点人群,他们的感染风险比其他人群高,所以这些人群是我们目前重点接种的受众人群。在全国新冠病毒疫苗接种过程中,所有的地方都是按照区域分开、口岸优先、区分轻重缓急、稳妥有序的原则来开展接种,目前我们接种的重点就是 18~59 岁的高风险和可能高传播风险的人群。这其实是由"外防输入"的策略来决定的。同时,随着新冠病毒疫苗临床研究数据的不断完善,刚才尹卫东先生也给大家介绍了很多,还有防控工作的需要,以及疫苗供应量的不断增加,我们会把疫苗接种的目标人群逐渐扩大,也包括 60 岁以上老年人,整体上来实现接种工作的有序推进,使我们的疫苗能够发挥更大的作用,使我们的防控措施取得更大的成效。谢谢。

德国电视一台记者: 请问在溯源工作的开展方面,以及在中间宿主的研究方面,是否有任何新的进展? 谢谢。

冯子健：近期我没有看到针对中间宿主新的研究报告，现在没有更多信息。但是溯源工作一直在推进，明天世界卫生组织的溯源专家组到武汉，中方专家团队也会和世界卫生组织的专家团队紧密合作，共同去推进下一阶段的溯源工作。

中央广播电视总台 CGTN 记者：近期，《柳叶刀》杂志发表了中国的一项研究成果，评估了武汉市金银潭医院新冠肺炎住院患者在出院后六个月的健康状况，发现有 76% 的患者仍存在至少有一个持续的症状，请问怎样来帮助新冠肺炎患者更好地康复？并且咱们有没有统一的规范呢？谢谢。

郭燕红：谢谢这位记者的提问。我们高度重视新冠肺炎患者的康复工作。在 2020 年 2 月，当时疫情刚刚开始的阶段，我们就颁布实施了有关出院患者健康管理的相关指导性文件。随着经验不断积累和出院患者不断增多，我们颁布实施了有关患者康复的指导原则并针对特殊康复患者加大指导和支持。各地也高度重视患者的康复管理，有些地方确定了定点医院，专门负责对出院患者进行定期随访，有些地方开展了居家的康复指导及社区康复指导。同时，不断丰富康复的内容，比如针对新冠肺炎呼吸功能的康复，比如心脏功能的监测和管理，包括躯体功能、心理等各方面，采取了多种康复措施。同时还运用中医、中西医结合的方法，不断丰富康复的手段，保证患者能够得到全程全面的健康管理，更好地提升健康水平。新冠病毒的感染还是一个新型的传染病，我们加强康复工作，一方面可以对患者进行全程全面的健康管理，提升健康水平，同时我们加强后续的随访和康复指导，还能够对新冠肺炎疾病的全程全貌进一步深刻认识，对于我们更好地加强疾病的干预和健康管理，提升健康水平，具有非常重要的作用。王贵强教授对这方面也非常有研究和建树，请王贵强教授从专业角度再做一个介绍。

王贵强：像刚才郭燕红局长提到的，我们国内针对康复期患者有一系列政策出台，保证这些患者得到很好的监测随访以及康复治疗。刚才记者提到的文章是针对特定人群做的工作，实际现在很多专家都在做康复期患者的一些工作，包括预后情况、后遗症的情况。目前来看，应该说大部分新冠病毒感染者都是快速康复的，没有什么后遗症。但是对于重症的、危重症的患者，他的康复时间要长，肌体修复需要更长时间，同时心理方面也需要进行康复。比如，武汉市金银潭医院是收治比较重的新冠肺炎患者。在文章里面：第一，研究对象年龄都比较大，为47~65岁人群，平均年龄57岁。第二，这里面70%以上的患者都是需要吸氧的，我们知道吸氧的话患者病情就比较重了，这样的人群康复时间也需要更长，康复期症状持续的时间相对比较长。但是从目前来看，大部分新冠肺炎患者都是可以康复的，只是个别的需要时间比较长而已。谢谢。

红星新闻记者：目前，江苏、浙江等地已经派出了核酸检测队支援石家庄，请问国家卫生健康委，到目前一共派出了多少支核酸检测队？是否还打算派出更多的检测队？是否还派出了队伍或专家支援医疗救治？谢谢。

郭燕红：谢谢记者的提问。发现疫情以后，我们第一时间组织开展对重点地区和重点人群的核酸检测，并扩大检测范围，对于及早地锁定感染范围具有非常重要的作用。同时，还能够尽早发现感染者，为早诊早治提供了很好的支撑。开展核酸检测工作，对于降低感染率、提高收治率和治愈率具有非常重要的作用。这次河北省2021年1月2日发现指示病例以后，省里立即组织开展重点地区、重点人群以及对石家庄和邢台等地方的全员检测。但我们都知道，石家庄有1 100多万人口，在最早的时间内能够实现全员检测仍然面临着比较大的挑战，河北省一是调集了省内的资源来支持石家庄、邢台开展采样、提供检测服务。同时，国家卫生健康委第一时间调集了预先已经准备好的机动检测队，包括优秀的浙江和江苏，一共是 10 支检测队，同时组织派出了北京的 1 支检测队和中国疾病预防控制中心的 P3 实验室（生物安全防护三级实验室）前往石家庄、邢台，帮助当地最快时间实现核酸检测的全覆盖。此外，我们还协调建立了火眼实验室，能够迅速提升检测能力。1 月 9 日石家庄、邢台等地方都已经完成了第一轮的全员核酸检测，目前正在有序开展第二轮核酸检测。通过省内挖掘潜力、省外第一时间调动资源，现在河北省每天的检测能力已经达到了单管 110 万份，大大提升了检测能力和效率。核酸检测工作非常重要，所以国家卫生健康委自 2020 年以来一直指导各地不断加强核酸实验室的建设，加强人员的培训，各地整体的核酸检测水平和效率都有了较大幅度的提升。我们做了一个统计，截止到 2021 年 1 月，全国已经有 8 437 个医疗卫生机构可以开展核酸检测，相当于 2020 年 3 月底 2 081 个医疗卫生机构开展核酸检测的 4 倍。单管检测能力现在已经达到了每天 1 255 万人份，相当于 2020 年 3 月底 126 万人份的 10 倍。大家可以通过这个数据比较，看到我们检测能力的提升。我们还会指导各地进一步完善核酸检测的工作预案，进一步提升核酸检测的能力和效率，为疫情防控工作提供更有力的支撑。谢谢。

南华早报记者：明天世界卫生组织专家团队会到武汉，能不能告诉我们专家团在中国的具体行程和时间表？如果可以的话想请问科兴中维的尹卫东先生，如果有条件上市申请，会用哪个数据申请？因为目前有几个数据，我们会综合一下数据来申请吗？谢谢。

尹卫东：我们申请有条件上市将会和国家药品监管部门进行协商，综合来讲，所有Ⅲ期临床研究的数据，对申请有条件上市都是有重要意义的。但总体上来讲，还是按照国家药品监督管理局的有关规定来进行，首先进行分析，对数据进行审查，达到了数据提交的程度之后，我们将向国家药品监督管理局提交有条件上市的申请。谢谢。

主持人：关于您提到的世界卫生组织国际专家组的情况，经双方协商，中国政府已经同意世界卫生组织的国际专家组来华，之前国家卫生健康委已经在官网发布了相关信息。世界卫生组织的国际专家组将于1月14日抵达武汉，按照我们国家的防控措施的规定，国际专家组一行先要进行相应的隔离，在这期间，中方的科学家和医学专家将跟国际专家组通过视频形式进行深入交流。新冠病毒的溯源是科学的问题，世界卫生组织也将视需要对其他国家和地区进行类似的考察，中方也愿意继续同世界卫生组织及国际专家就此开展密切合作，为全球新冠病毒的溯源做出贡献。

中央广播电视总台央视财经频道记者：新冠病毒疫苗是一种全新的疫苗，从各地接种的实际情况看，怎样提高疫苗的接种效率，保障接种安全？

王斌：我们国家从2020年12月15日开始重点人群新冠病毒疫苗接种工作，经过这段时间的努力，接种量不断增加。我掌握的数据是：目前接种剂次已经超过了1 000万。总体来看，全国的新冠病毒疫苗接种平稳有序。在接种过程中，各个地方探索了很多很有益的经验做法，有的在常规接种门诊的基础上设立了临时接种点，有些地方探索把临时接种点设置在大型的体育场馆，因为这样的地方更有空间，能够合理地设置登记区、接种区和留观区，方便群众接种。有的还开通了网上预约登记服务，重点人群可以进行网上预约，在网上填写个人信息，到了接种点之后，由接种点工作人员进行信息核对，这样减少接种单位填写信息的环节，提高效率。还有的结合疫情防控重点，确保口岸城市的重点人群优先接种。还有的地方为了保证接种过程的规范安全，还派了督导组，督促指导地方按照疫苗接种的规范要求来设置、布局各个环节的接种。总体来看，各个地方的接种工作基本上做到了"五个准备到位"，也就是方案准备到位、技术准备到位、疫苗准备到位、物资准备到位和应急准备到位。同时，我们也总结了"五个及时"，就是及时发放告知书、及时做好接种保障、及时开展异常情况的处置、及时加强宣传引导、及时强化督促指导。随着接种工作的不断推进，我们逐渐会将新冠病毒疫苗接种工作从重点人群向普通人群推进。谢谢。

中央广播电视总台央视新闻新媒体记者：从近期的疫情情况来看，通过筛查发现的无症状感染者较多，有些人还从事了网约车司机等广泛接触人群的职业。请问无症状感染者带来的疫情扩散风险有多大，乘坐出租车、网约车需要注意什么？谢谢。

冯子健：新冠病毒无症状感染者是有相当比例的，这个比例还是比较高的。我们现在已经对它有了一定的认识，在国际上已经初步形成共识，无症状感染者有传染性，能够作为传染源进一步传播，但是传播效力可能没有那么高，和有症状的患者比起来，传染性相当于1/4至1/3，比较低，但是仍然能够在传播过程中扮演重要角色。我们防控的所有措施，对无症状感染者和患者所采取的措施是一样的，没有什么区别，都要进行隔离，对其密切接触者都要去追踪，也要进行完全相同的医学观察管理。对于您说到的乘坐出租车、网约车如何做好预防，通行的做法是要求每个司机在运营过程中都要佩戴口罩，注意卫生，乘客也要坚持戴口罩，同时也要注意手卫生，这是最基本的要求。

主持人：谢谢几位嘉宾，今天的发布会我们几位嘉宾为我们就近期的新冠肺炎疫情防控和医疗救治的情况回答了各位提出的18个问题，感谢各位对我们工作的关注。今后要有什么相关的问题，欢迎大家继续留给我们。今天的发布会到此结束，谢谢大家。

国务院联防联控机制就春节前后疫情防控有关情况举行发布会
（第2场）

一、基本情况

时　间	2021 年 1 月 20 日
主　题	介绍春节前后疫情防控有关情况
发布人	民政部养老服务司副司长　李邦华
	人力资源和社会保障部就业促进司副司长　陈勇嘉
	交通运输部运输服务司副司长　王绣春
	国家卫生健康委疾病预防控制局监察专员　王斌
	中国疾病预防控制中心副主任　冯子健
主持人	国家卫生健康委新闻发言人、宣传司副司长　米锋

二、现场实录

主持人：各位媒体朋友，大家下午好！欢迎参加国务院联防联控机制举办的新闻发布会。近一周，全国新增本土确诊病例 757 例，尚在医学观察的密切接触者为 10 个月以来最多。近期，多地出现聚集性疫情，大多发生在农村地区，有的地方在同一省份或城市出现多条传播链，出现了家庭、社区、学校聚集病例，防控任务依然艰巨繁重。随着春节临近，人员流动增多，疫情传播风险进一步加大。2021 年 1 月 18 日，国务院联防联控机制印发《关于进一步做好当前新冠肺炎疫情防控工作的通知》，强调各地要激活疫情应急指挥体系,保持 24 小时运行状态;提升核酸检测能力,提高检测效率和质量;加强流调溯源力量,提升基因测序能力;严格重点人员隔离管控,避免交叉感染;全力以赴加强医疗救治,强化院感防控;突出抓好农村地区疫情防控,加强机场周边、城乡接合部、务工返乡人员较多的地区防控。要进一步压实属地、部门、单位、个人"四方责任",落实早发现、早报告、早隔离、早治疗"四早"要求,毫不放松抓好"外防输入、内防反弹"各项工作。今天发布会的主题是"春节前后疫情防控"。我们请来了:民政部养老服务司副司长李邦华先生;人力资源和社会保障部就业促进司副司长陈勇嘉先生;交通运输部运输服务司副司长王绣春女士;国家卫生健康委疾病预防控制局监察专员王斌女士;中国疾病预防控制中心副主任冯子健先生,请他们就大家关心的问题共同回答媒体的提问。下面,请记者朋友围绕今天的发布主题提问。提问前请先通报所在的新闻机构。

香港中评社记者: 春节临近,近期各地都在倡议就地过年,请问将采取哪些措施让就地过年的农民工等务工人员过一个安心年、舒心年? 谢谢。

陈勇嘉: 倡议"就地过年",对于减少人员流动,助力疫情防控具有积极意义。同时,也需要更加暖心的服务保障。为此,人力资源和社会保障部联合民政部、交通运输部等六部门在春节前后部署开展"迎新春送温暖、稳岗留工"专项行动,通过"留心、留岗、留工、留人"四项举措,鼓励引导农民工等务工人员留在就业地安心过年,为用人单位提供用工保障。一是送温暖留心。指导各地组织多种形式的"送温暖"和集体过年活动,鼓励企业发放"留岗红包""过年礼包",安排文化娱乐活动,落实好工资、休假等待遇保障。通过暖心举措,让务工人员留在就业地安心过春节。二是强政策留岗。引导企业合理安排生产、错峰放假调休,落实好失业保险稳岗返还、职业培训补贴等政策,支持中高风险地区、重点行业开展以工代训。通过政策扶持，促进企业以岗位留工、以待遇留工。三是稳生产留工。强化重点企业用工调度保障机制，支持阶段性用工需求量较大的企业与生产不饱和、有富余员工的企业开展用工余缺调剂，开发一批消杀防疫、社区服务临时性岗位，鼓励有条件的地方对春节期间连续生产的重点企业给予适当支持。通过稳定生产，让务工人员获得更多就业机会。四是优服务留人。不间断开展线上线下服务，多频次、分行业、分岗位举办特色鲜明的专场招聘，及时对符合条件人员兑现失业保险待遇、临时生活补助。通过持续优化服务，保障好群众工作生活。下一步，我们将加大工作力度，把各项暖心举措落到实处，全力确保就业局势总体稳定，帮助在就业地过年的农民工等务工人员过个安定祥和的春节。谢谢。

新华社记者：我想问在当前的疫情形势下如何做好养老机构的疫情防控？如何保护老年人的身体健康？谢谢。

李邦华：养老机构是失能老年人、基础病较多老年人的集中场所。按照党中央、国务院决策部署和联防联控机制要求，民政部持续抓紧养老机构疫情防控，2020 年武汉的疫情结束后，全国近 4 万家养老机构持续保持"零感染"。近期北京、河北、黑龙江等地发生疫情，这些地区的养老机构老年人和工作人员也没有出现一例感染或疑似病例。针对近期的疫情形势，民政部门进一步加强了防控措施。一是部、省、市、县四级民政部门全面动员，积极防控。2020 年 12 月 30 日，民政部办公厅印发《关于加强元旦春节期间养老机构新冠肺炎疫情常态化防控的通知》，2021 年 1 月 18 日，民政部召开全国养老服务和儿童福利领域冬春季疫情防控工作会议，进行了再动员再部署。目前，各级民政部门都在积极行动，帮助养老机构做好疫情防控工作。二是养老机构进入冬春季防控应急状态，暂停探视，进行封闭管理。养老机构因探视、采购、老年人和工作人员返家返乡等形成的人员物资流动高峰一般阴历小年前就开始了。今年各地已经启动养老机构封闭管理，暂停探视和不必要人员的进入，各类物资进入养老机构要规范消毒和接收管理。出现疫情的地区还要实行更严格的封闭，直到疫情过去。这点请家属和老人们给予理解和支持。三是加强养老机构内部防控。主要按照联防联控机制要求，做好日常防护和健康监测。每日上下午测量全员体温，定期为养老机构的工作人员和老人开展核酸检测，优先为工作人员接种疫苗，同步做好消防、食品、服务等安全隐患排查整治，坚决防范各类事故发生。四是做好关心关爱，营造祥和节日气氛。在符合疫情防控要求的前提下，鼓励养老机构内开展小规模节日活动，加强老年人心理慰藉，创造条件帮助老年人、工作人员与家属亲人"亲情连线"，进行线上看望，让老人和工作人员在机构中过一个安全、祥和的春节。

王斌：谢谢提问。确实近期北京、河北、黑龙江、吉林这些地方相继都发生了聚集性的疫情，我们对 2020 年 12 月以来发生聚集性疫情情况进行了一个初步的梳理和分析，这些聚集性的疫情都有以下几个特点。首先这些疫情大部分都是因为境外入境人员或者是被污染的冷链进口物品所引发的，还有隔离场所的管理不够规范、接触冷链物品的这些工人防护措施不到位，也是引发疫情的一个重要原因。第二个特点就是这些疫情波及农村地区，像河北石家庄、黑龙江绥化这些地方的疫情都发生在农村地区。第三个特点就是传播的范围比较广，传播的速度还比较快，所以处置起来难度就比较大，加上春节临近了，人员聚集流动也增加了，像婚宴、聚会这样的一些活动频率大大增加，这些都增加了传播速度，感染人数大家也看到快速增长，同时刚才米锋副司长也提到了，在一部分地区，或者是说一个城市或一个区域里面还出现了多条的传播链，这也给疫情的处置，包括流调溯源等这样一些具体的工作带来了一些难度。针对这样的一些特点，我们针对目前"外防输入、内防反弹"这样一个严峻形势,这段时间以来,在以下几个方面加强了疫情防控的工作力度。首先,第一条就是尽快补齐防控工作中的短板,尤其是在农村地区,扩大了应检尽检的范围。我们现在要求全国各地要实行乡采样、县检测,我们要求检测机构要在收到样本后的 12 小时内反馈检测结果,和时间赛跑。在我们的相关要求里面,如果说一定要返乡,这些返乡人员要拿着 7 日以内的核酸阴性检测证明才能够返乡,同时这些返乡人员回去以后,当地的基层政府要对这些人进行网格化管理。同时做好隔离场所和检测能力的准备,一旦发生疫情,能够快速响应。第二方面就是持续做好"外防输入"的相关工作,"外防输入"包括人防和物防方面。在人防方面,还是要进一步加强入境人员的 14 天集中医学隔离的措施,同时他们离开集中隔离地之后,到了社区,社区也要进一步加强规范化的管理,对于隔离点不规范管理的一些情况,我们要进一步加大工作力度,每一个环节、每一项措施都要严格落实到位。在物防方面,要落实重点行业和单位的责任,从业人员要进一步加强个人防护,这些重点的场所、重点的工作环境要尽量增加消杀等措施。同时我们对冷链运输等行业的重点人群,作为新冠病毒疫苗接种的重点人群优先给予接种。第三方面就是坚决果断地做好发生疫情之后的处置。我们要求一旦某个地方发生了疫情,要在第一时间激活当地的应急指挥体系,尽可能早地扩大核酸检测范围,以核酸检测作为重点扩大预防的范围,也就是说我们这样的一个扩大预防的范围在开始的时候就要下决心去做,及时精准地划定和调整中高风险地区,来分区分级地管控社区和相关的人员,积极争取整个防控局面的主动性。第四方面还是要继续加大人群的宣传教育。从疫情一开始到现在,我们每次都希望大家能够记住,要戴好口罩,勤洗手,养成不聚集的习惯,尤其是在春运期间,我们每个人都要做好个人的防护。我们也非常希望媒体进一步加强宣传力度,让更多的公众,尤其是我们农村地区的老百姓也广泛地了解这样一些个人防护的基本技能和知识,能够让农村地区的居民,让返乡人员严格遵守当地制定的疫情防控的具体措施,不扎堆、不聚集,让大家共同巩固得来不易的防控成果。谢谢。

中国交通报记者:春节假期将至,人员流动加大,聚集性增强,请问交通运输部对2021年的春运客流情况有何预期,将如何应对春运压力、做好疫情防控?谢谢。

王绣春:谢谢你的提问。2021年春运不同于往年,是疫情防控常态化的第一个春运,我们也一直在跟踪分析、研判2021年春运的客流情况。当前根据国内外疫情发展的态势,以及各地出台的一些相关政策,结合票务预售的情况与近期客流的变化情况,我们预计2021年全国春运期间发送旅客17亿人次左右,日均4 000万人次,比2019年下降四成多,比2020年增加一成多。但是这个客流虽然与往年相比有较大幅度的下降,与当前客流相比,还是增长了一倍左右,所以春运的压力还是比较大的。为了做好春运疫情防控工作,确保疫情不因春运扩散,确保人民群众健康、安全、平稳、有序地出行,按照国务院的决策部署,在国务院联防联控机制下成立了春运工作专班,交通运输部和国家发改委、国家卫生健康委等15个部门和单位共同工作,及时共享信息,会商研判春运疫情防控形势变化,研究制定春运疫情防控策略,统筹做好春运疫情防控工作。主要开展以下几个方面的工作。一是减少人员的集中流动,实施错峰避峰出行,根据务工流、学生流、旅游流等主要客流的特点,按照地方政府在就地过年、错峰返乡返岗、避峰开学,预约限量接待旅游等相关政策要求下,强化信息的对接,交通运输部门加强运输组织,科学调配运力,减少人员的集中流动。二是减少人员的聚集,提升客运疫情防控标准。主要是增加客运场站以及交通运输工具消毒通风的频次,落实实名购票,对号入座,严格执行测温、戴口罩、"一米线"等防控措施,控制载客率,严格落实国际航班熔断等措施。三是制定疫情分类应对预案,及时启动响应区分零星散发疫情、局部聚集性疫情、较大规模疫情暴发这样三种不同的情况，围绕运输组织、安全应急、防控措施、客流研判、信息发布等方面明确工作重点和工作要求，指导地方提前制定应急预案，准备好应急物资和人员，一旦发生情况能够及时响应。四是坚持"人物同防"，严格进口冷链物流及入境人员的疫情防控。继续督促指导从事进口冷链物流以及进口高风险非冷链集装箱运输的企业，严格执行从业人员防护、运输工具消毒等相关的规定，继续执行入境运输"货开客关"的总要求，严格落实入境人员防控措施和闭环管理。谢谢。

凤凰卫视记者： 春节期间不少民众都会外出购物与就餐，请问对于这些民众有一些什么样的防护建议？谢谢。

冯子健： 春节期间在商场、超市购物或外出就餐时做好个人健康防护非常重要，重点要关注以下几个方面：第一，在低风险地区，去商场、超市前做好购物计划，购物时尽量避开商场、超市人流高峰期，如选择商场、超市刚开始营业时。进入和离开商场、超市前全程佩戴口罩，携带手消毒剂，随时做好手卫生。如果是楼层比较低的情况下，推荐走楼梯或乘坐扶梯；如果楼层较高，建议优选扶梯；如果必须乘坐厢式电梯，电梯人多时可以等候下一趟电梯，乘电梯时尽量减少用手直接触碰按钮，并与其他人员保持一定的安全距离。在选购商品时，避免前往人多聚集的柜台或摊位，如促销柜台，可以戴手套或者挑选结束后及时做好手卫生。结账时，优先选择无接触付费方式，如二维码付款。减少在商场、超市购物停留时间，建议不超过2小时。在中高风险地区，除了采取上述各项措施外，还应该符合属地疫情防控相关管理规定。第二，在低风险地区，倡导在家就餐，尽量减少外出聚餐。必须外出就餐时，要佩戴口罩，携带手消毒剂；乘坐公共交通工具时，减少直接用手触碰扶手等公共设施；点餐时，优先选择无接触电子菜单和扫码点菜；避开通风不良座位，如无窗户的包间；减少在餐厅就餐时间，建议就餐时间不超过 2 小时；就餐结束后，建议选择扫码付款等无接触付费方式。在中高风险地区，除了采取上述各项措施外，还应该符合属地疫情防控相关管理规定。谢谢。

中央广播电视总台央视记者：2021 年春节，农民工的流动会呈现出一些比较特别的特点，请问人社部门负责人对春节后的农民工返岗务工有哪些具体安排措施？谢谢。

陈勇嘉：谢谢您对农民工就业的关注。大家都知道，春节之后将迎来一年一度返程务工高峰，人力资源和社会保障部对此高度重视，日前已经印发了《关于开展 2021 年全国公共就业服务专项活动的通知》，将组织开展春风行动等系列活动，为农民工节后有序外出务工提供各项服务。概括起来有五个方面的措施：第一项措施是引导有序外出务工。将持续指导各地加大对工作岗位归集和发布的力度，畅通农民工输入地与输出地之间的岗位信息对接和劳务协作，引导农民工有序外出，同时也将根据实际需要，按照疫情防控的要求，适时开展"点对点、一站式"的输送。第二项措施是促进就近就地就业。通过组织参与春播春种等农业生产就地解决一批，实施城乡基础设施建设和以工代赈项目吸纳一批，创新业态发展拉动一批，支持农民工返乡入乡创业带动一批，开发公益性岗位安置一批。通过这些措施为农民工创造更多的就地就近就业的机会。第三项措施是开展系列招聘活动。将不间断地持续开展线上线下的招聘活动，以提升市场的热度。一方面，我们将聚焦农民工的就业需求，开展春风送岗活动，举办覆盖城乡、线上线下的专场招聘。另一方面，我们也将针对各类行业企业的需求，开展"助企用工"活动，举办行业化、特色化、针对性强的系列招聘专场活动。第四项举措是将服务培训维权一体化推动。开展"131"就业服务，提供至少 1 次职业指导，3 个适合的岗位信息，1 个培训项目。大力开展定向定岗培训，急需紧缺职业培训，职业转换培训和创业培训，以满足农民工多元化的技能提升需求。开展根治欠薪，切实维护农民工劳动保障权益。第五项措施是突出重点优先帮扶。将脱贫人口、农村低收入人口作为我们重点的帮扶对象，优先组织外出务工，优先稳在企业，优先稳在当地，优先提供帮扶，切实巩固脱贫攻坚的成果，实现与乡村振兴的有效衔接。农民工就业关系到经济发展、社会稳定和民生改善。我们将在春节后采取切实有效的措施，全力促进农民工返岗务工，也欢迎媒体朋友们关心和支持，谢谢。

路透社记者：中国现在要求境外入境旅客需要持有双阴性证明，其中包括新冠病毒血清 IgM 抗体阴性，有专家表示人在接种疫苗后有一定可能会导致新冠 IgM 抗体阳性，随着全球新冠病毒疫苗接种工作的推进，中国如何解决由于接种疫苗导致抗体阳性而带来的入境困难，中国会不会让接种疫苗后 IgM 抗体阳性的人员入境？谢谢。

王斌：谢谢提问。确实根据目前中方规定，来华人员还是要接受一些远端防控措施，就像这位记者提到的核酸检测和 IgM 双检测阴性证明才能入境，目前我们也确实注意到了在国外的很多地区也逐渐开始新冠病毒疫苗的接种工作，中方的远端防控措施也会随着新冠病毒疫苗接种工作的开展来考虑这些因素。谢谢。

中国日报记者：我有两个问题，第一个近期有的地方提到病毒毒株和此前疫情百分之百同源信息，请问这个意味着什么？第二就是刚才提到的 2020 年 12 月以来多地出现了本土的确诊和无症状感染者，还有一些地方发生了聚集性疫情，请问这些地方的疫情和此前的疫情是否有关联？为什么这些地方的疫情会反复出现？谢谢。

冯子健：谢谢提问。百分之百的同源，提示两个感染者有可能暴露于同一个传染源，或者暴露于同一批或同一个被污染的物品，也可能在同一个传播链上传播关系非常近，这可能会和病毒毒株的同源性有关系。2020年冬季以来，我们国家本土聚集性病例频发，其中大连市、牡丹江市、河北省也在发生疫情，根据调查和溯源的结果，显示近期所发生的这些疫情都与此前的那些疫情没有关联，都是新的传入的病毒引起的新的疫情，根据近期疫情溯源调查的结果，冬季以来，我国发生的聚集性疫情都是境外感染、人员输入或者进口运输货物作为感染来源，因此这些疫情主要发生在有人、物入境的航空、陆路和港口等口岸城市，这些城市持续存在病毒输入和暴露的风险，容易再次出现疫情。谢谢。

彭博社记者： 我有两个问题要问，第一个问题就是中国政府在春节之前有计划对多少中国公民进行疫苗接种？如果有这样的计划的话，你们是希望能够怎样落实这样的计划？另外也是关于疫苗接种，就是你们有没有任何的计划将儿童和青少年纳入疫苗接种的范围当中？第二个问题是关于近期出现的河北省和东北地区的疫情是怎样评估的，到春节之前疫情有望实现拐点吗？

王斌： 谢谢您的提问。目前中国新冠病毒疫苗接种工作正在稳步有序地推进，整体工作是非常顺利的，我们是按照城乡分开、口岸优先、区分轻重缓急、稳妥有序的原则来逐步推进。这个原则的确定是根据我们国家"外防输入、内防反弹"的整体疫情防控策略来决定的，所以当前我们的工作重点，也就是说新冠病毒疫苗接种工作是从边境口岸、从事国际国内交通运输的一些重点人群，还有就是保证社会基本运转的一些从业人员以及向社会提供公共服务的人群作为重点人群给予优先的接种。整体工作平稳有序，截至目前，接种量已经超过了1 500万人次，是在一个比较短的时间取得了这样一个成绩。春节之前，我们还是按照目前的策略和工作计划正常推进相关的工作。这段时间，为了保证接种工作的顺利推进,我们开展了一系列的工作。首先,国务院联防联控机制组织了专家组到各个地方进行工作指导,帮助各地制定接种计划。第二方面就是根据各地不同的重点人群的数量、疫情防控工作的需要、当地的医疗卫生资源的配置情况,以及当地人员的数量等来合理确定接种点,培训我们的专业人员。第三方面就是发挥信息化的作用,接种疫苗之后,所有接种者的信息要通过信息化的手段有所记录,因为每个人要接种两剂次,所以连续性的记录是规范化接种的一个必不可少的环节。第四方面就是在接种的过程中,按照在接种之前培训的一系列的工作要求进行规范化接种,包括日常所要求的"三查七对一验证"等要求,在每一个接种点对每一位受种者进行规范化接种,同时我们还要保证医疗服务的质量,在这个过程中我们做好很多的异常反应工作的应对准备,确保每一位接种人员的安全。按照以上一些防控措施和具体工作安排,我想我们在春节期间和春节前后接种工作还会顺利、平稳进行。随着接种工作的不断推进,也会根据工作需要和接种计划,把接种人群逐渐扩大到包括儿童、老年人这样一些一般人群中去,能够让预防接种发挥更大的实际效果,为疫情防控工作更好助力。谢谢。

冯子健: 我对第二个问题做一点补充。在河北省和东北地区的疫情发生之后,两个地方都采取了非常坚决有力的措施去控制疫情,这些核心的防控措施包括检测、诊断,及时发现感染者,并及时进行隔离,同时我们加强密切接触者的发现、追踪、管理,这是第二轮的核心措施。还有就是我们对重点的社区采取严格的管控。这些措施在过去一年的疫情防控过程中都被证明是非常有效的,随着这些核心措施的落实,相信疫情会得到非常有效的遏制。从目前每天新报告的疫情数字来看,河北疫情增长受到了明显的遏制,东北特别是黑龙江地区的疫情,防控措施也在落实中,我相信随着这些措施的落实,黑龙江省的疫情也会很快得到有效的控制。谢谢。

第一财经记者：近几年春节有不少人选择了通过拼车、顺风车回家，当前疫情防控形势比较严峻，为了保障乘客的安全健康通行，请问交通运输部在这个层面有何措施建议？谢谢。

王绣春：谢谢您的提问。确实我们关注到往年春节期间有不少人采取顺风车、拼车的方式回家，在当时对于提高小客车利用效率、便利出行、绿色出行都有积极的意义，但在当前疫情形势严峻复杂，个别城市网约车司机出现了确诊病例，这对顺风车疫情防控工作也敲响了警钟，对此我们高度重视，依托交通运输新业态协同监管部际联席会议工作机制，指导各地相关管理部门，督促有关顺风车平台公司落实疫情防控主体责任，切实做好疫情防控工作，主要有两个方面加以注意。一是要严防疫情传播。各地要落实《关于进一步强化中高风险地区交通运输疫情防控工作的紧急通知》中有关的要求，有中高风险地区的城市原则上应暂停顺风车提供进城或出城服务以及城市内的拼车服务，地方根据当地的疫情防控需要可以决定扩大停运的范围，我们也鼓励顺风车平台公司采用技术手段强化管控，比如不在中高风险地区上下客，不提供这样的技术支撑，优化车辆的出行路径，采用电子围栏等等这样的技术手段，不途经中高风险地区等。二是落实防护措施。顺风车平台公司要落实主体责任，加强对驾驶员的疫情防控的宣传教育，切实做好车辆消毒、通风和司乘人员测温、佩戴口罩等要求，坚决防止疫情通过顺风车、拼车这些服务进行传播。同时进一步指导驾驶员做好乘客的信息登记，确保一旦发生疫情以后能够第一时间配合做好流调的工作。最后，我也再强调一下安全管理的问题。顺风车平台公司还要严守安全底线，对于上线的车辆技术性能和驾驶员背景要做好审核和动态监控，保护好用户的个人信息和隐私，从源头上保障司乘人员合法权益，也严禁以顺风车名义组织开展非法运营，谢谢。

澎湃新闻记者：谢谢主持人，近期英国还有巴西、南非等地都出现了新冠病毒变异，有的科学家甚至说这些变异会导致新冠病毒疫苗的失效，想问一下咱们国产的新冠病毒灭活疫苗对新冠病毒变异的包容性如何？

张云涛：谢谢您对疫苗的关心。中国生物的新冠病毒灭活疫苗从研发到附条件上市以来，全球新冠病毒的变异一直是我们持续关注的问题之一，2020年4月获得临床批件之际，我们就把当时收集到的全球不同来源的毒株用当时的动物血清做了交叉分析免疫原性的研究工作。在2020年12月30日，新冠病毒疫苗附条件上市之际，我们又对当时能够收集到的全球不同来源的新冠病毒和新冠Ⅲ期临床基地阿联酋获得的Ⅲ期临床血清做了盲态的交叉中和保护试验，从我们获得的数据来看，在当时的时点，灭活疫苗有广谱的保护性，对于全球的毒株都有广泛的保护作用。当然之后我们观察到南非、英国、尼日利亚等地发现一些新的新冠病毒的变种，并且在持续关注这一变化，而且也已经开展了实验室的相关交叉中和试验的检测工作，这个检测工作正在持续地开展，后续我们会密切关注全球新冠病毒的变异情况，做好科研攻关工作，谢谢。

封面新闻记者：我的问题也是关于就地过年的，全国已经有29个省（自治区、直辖市）或者地方发布了就地过年的倡议，我们也注意到可能也是因为这样的倡议，有些地方的空巢老人过年期间没有办法跟自己的家人团聚，对于这种特殊或者困难的群体有哪些措施让他们过一个比较安心或者是祥和的春节？谢谢。

李邦华：谢谢您对留守老人的关心。因为就地过年确实会影响到一部分留守老人，包括还有空巢老人的家人团聚的情况，这个是疫情防控的需要，为了保证让留守老人、空巢老人，包括我们关注的散居的特困对象过一个安全祥和的春节，民政部门正在会同当地的联防联控机制做好相关的工作,第一点首先要做的是,要把这些特殊困难的老年人的保障工作纳入当地的联防联控的整体部署之中去,给予他们关心和关注。第二点,目前各地民政部门正在对这些特殊困难老年人进行排查,之前各地民政部门有这些老人的数据库,现在根据当前疫情的防控情况要进一步排查和摸底,了解老年人在家过年家属回不回来,家里的疫情防控情况怎么样,包括春节期间的保障,还有什么需求服务等等都要进行摸底和排查,了解动态信息、建立台账。第三点,要加强这些特殊困难老年人的分类帮扶。一是要定期开展寻访和探视工作,了解他们在家过年的一些情况,及时掌握信息,有急事的给予帮助和处理,同时以街道和乡镇为单位组织城乡社区,包括志愿者,包括一些专业的养老服务机构等等各方面的力量为这些老人提供就医、送餐、代购和生活照料方面的服务,满足他们在家里留得住、留得安心、留得踏实。同时我们也倡导就地过年的亲人、家属经常和在家过年的父母、老人进行联络和沟通,做到人在外地,但是亲情在身边。新春佳节是需要亲情和温暖的,如果特殊困难老年人的家人没有办法回家陪伴老年人的话,我们各级民政部门和社区的党员干部就是这些老年人身边的亲人,陪他们过好年,谢谢。

中央广播电视总台央视记者: 近期疫情的一个特点是主要发生在农村,从公布的流调我们也看到了像婚宴、展销这些活动带来了很多聚集性的感染,另外大家也应该注意到了农村的医疗条件和隔离条件都和城市有很大的差距,针对这样的情况,国务院联防联控机制对农村地区的防控有没有新的措施? 谢谢。

王斌: 确实,从近期几起聚集性疫情来看,农村地区的防控工作还存在着不少的短板、弱项,比如说医疗卫生的基础条件差,技术力量不足,农村地区的医务人员的防控意识比较弱,包括老百姓防病的意识也比较弱,这些都是薄弱环节。在2020年天气转凉时,国家卫生健康委就对农村地区秋冬季的疫情防控工作提出了相关要求。2020 年 12 月,我们又召开了两节期间农村地区疫情防控的工作会议,专门部署农村地区疫情防控各个环节的工作要求。最近,结合各地农村地区疫情防控工作暴露出来的一些问题和防控工作的实际需要,国务院联防联控机制和中央农办联合印发了《冬春季农村地区新冠肺炎疫情防控工作方案》,对农村地区的疫情防控各个环节都提出了更加具体、更加有针对性的要求。第一方面是早预防,不仅仅是要预防,而且还要早,非必要不流动,非必要不聚集,能够把隐患尽可能地在早期就杜绝。第二方面就是早发现,要求农村地区进一步扩大检测范围,把返乡人员都能够纳入应检尽检的范围,同时加强村卫生室、村民活动室,包括棋牌室、麻将馆一些聚集性场所环境检测的工作力度,同时我们对农村地区的药店销售退烧药的工作要进行监测,对于来采购这些药的村民要进行登记,同时要提醒他们尽早就医进行核酸检测,早发现。第三方面就是要早报告,不管是在哪个环节发现了可疑患者,在一定时间内要报告。我们也多次强调,检测机构要在 12 小时之内出结果,争取时间,一旦发现确诊病例和无症状感染者,要在两个小时内进行网络直报。第四方面就是早隔离。一旦发生疫情,地方的联防联控机制一定要在第一时间启动,比如说要启动自然村的封闭管理,24 小时内要完成流行病学调查,同时对于密切接触者要在尽可能短的时间内进行集中医学隔离,对这些密切接触者要进行第一时间的核酸检测,同时对于环境要进行消杀。第五方面就是要早救治。医院,尤其是农村地区的无论乡镇卫生院还是县医院,一定要强化预检分诊和首诊负责制,首诊非常关键,发现可疑患者一定要在两个小时之内转运到定点医疗机构,同时马上进行治疗。在这个过程中再次强调医疗机构一定要在前期加强院感防控工作,同时一定要严格地按照我们下发的工作规范加强院感工作。第六方面是要强化、保障。对于整个农村地区的疫情防控工作,保障工作必不可少,最关键的就是县级应急指挥体系一定要处于工作状态,特别是在春节期间。没有发生疫情的地方也要实行

"零报告"和"日报告"的制度,压实属地、部门、单位、个人"四方责任"。同时充分发挥县、乡、村三级医疗预防保健网的作用,我们在疫情防控工作中探索出来的分片包干制度,也就是我们三级分片包干,县政府的领导要对乡镇进行分片包干,乡镇政府的领导要对村分片包干,村干部要对户进行分片包干,要层层落实各个环节的防控措施。对于一些重点地区,还强调乡镇干部、村干部、公安干警,还有村乡两级的医务人员和网格员要实行"五包一",这五类人员要对重点人群进行重点管理、服务。我们还要再次强调,每一个县域范围内都要有核酸检测机构,这项工作一定要落实。同时,还要做好准备,需要大规模人群集中隔离的时候,要有场所、有能力,确保我们防控的一些环节,一旦发生疫情能够马上就能用上。这是对县域范围内的一些要求。对于县域工作我们还希望省一级、市一级要做好增援农村地区疫情防控工作(帮扶工作)的准备。这些措施都是反复强调的,各个地方无论是地方政府还是我们的公众,千万不能有侥幸心理,一定要做好疫情防控各个环节的工作。

环球时报记者:我想问一个关于疫苗的问题,我记得科兴中维在上次发布会的时候,说了一下科兴疫苗在巴西对于高危医护人员的保护率达到了总体50.3%的数据,巴西布坦坦研究所发布的数据是50.38%,请问这个数字如何理解?另外除了疫苗保护率的问题,我们也注意到了两个概念,对需要医疗救治的轻症保护率和对重症保护率,这两个概念又是什么意思?请做进一步解释,谢谢。

尹卫东:谢谢米锋副司长,也谢谢记者朋友的提问。这个问题本身是一个科学的问题,我这里拿了一个展板,这个展板能够说明这样一个科学结果,科兴中维的新冠病毒疫苗叫克尔来福,我们在设计Ⅲ期临床研究的时候就选择了三个不同的国家,分别是巴西、土耳其和印度尼西亚,这在全球是具有代表性的三个国家,在地理上是不一样的,选择了同一个批号的疫苗,选择了0,14程序,在不同的国家临床研究的方案是不一样的,是由三个不同的研究者独立进行的,所以在这里给大家展示的结果是一个科学分析,因为所有的结果都是这三个国家的研究者独立做出来的。首先我们要看一个横断面,也就是说三个国家得出来的保护效力分别是土耳其91.25%,印度尼西亚65.3%,你刚才问的问题,巴西保护效力是53.38%,这是一个横断面的问题,通过保护效力能看出来其实在三个国家我们的新冠病毒灭活疫苗都能起到保护作用,所以这个科学结论是已经可以明确下来的,这是横断面。不仅是横断面,还有一个纵向分析,我们继续分析在巴西的纵向分析的保护效力的结果,大家可以看到,在重症、住院方面保护效力是100%,也就是说我们抓到的所有的住院和重症病例全部发生在安慰剂组,疫苗组没有发生重症和住院的病例。继续往下看,下面的结果就展示如果得病了要去就医,这个时候有78%需要就医的人都发生在安慰剂组,也就是说,对于需要就医的保护效力达到了78%,再往下一组就是你刚才问的问题,是我们总共252名志愿者,有85%都是极轻症的患者,也就是说核酸检测阳性,有一点症状,但是不需要就医,但是这部分人的保护效力总体算起来就是50%多,为什么要做这样一个纵向的分析呢?就是任何一个疫苗接种之后都很难达到100%的效果,但是在不同的人群中会出现明显的保护效率的不同。为什么会出现这样的情况呢?我们在巴西选择的全部是医护人员,大家看在医护人员中,下面有一个方块,这个方块,医护人员的对照组在观察期的发病密度是23%,但是同样在巴西,如果不是医护人员在同期他的发病密度只有4.98%,也就是说我们的观察对象接受新冠病毒攻击的次数,可以这么理解,被新冠病毒攻击的次数远远大于正常人群。大家可以想象,如果你不断地被病毒攻击,任何一个疫苗的保护效力都会降低,因此我们用一个横断面让大家科学地分析在三个国家都可以出现保护,同时有一个纵向,让大家看到一个疫苗的保护效果是从轻症到就医,到住院,到重症的保护。根据世界卫生组织的分级,新冠肺炎患者是分0到10级,目前科兴中维提供的Ⅲ期临床保护的数据全面提供了在巴西医护人员保护的数据,这些数据恰恰对全球的疾病防控提出了一些参考的指导意见,因为医护人员在高流行区一定是重点防护对象。当然任何一个疫苗都不是100%的保护效果,我们做出来50%的保护效力恰恰也要提示即使你打了疫苗,也不能放松防控,疫苗只是在整体防控措施中的一个重要的组成部分,所以我觉得现在给大家展示的结果是一个科学分析。当然,我们接下来也要对公众讲,你现在打了疫苗,是不是就只保护50%?其实不是。大家看巴西的结果,一个巴西的公众年感染概率只有5%,如果你打了疫苗,得轻症的概率变成2%,根据这个结果推测,打了疫苗你去就医的概率大幅度降了78%,当然住院和重症的概率几乎是0,所以我觉得公众应该这样来理解,因为现在打疫苗已经不设对照组了,你就是打疫苗组,你就应该获得这样的保护。当然后续还有很多的研究我们会继续进行。谢谢。

中央广播电视总台财经节目中心记者:今日吉林通化出现了以一传百余人的超级传播病例,一人两地培训多人被感染,其中大部分是老年人,我想请问一下,这一现象在疫情防控上能够给我们什么样的启示?谢谢。

冯子健:谢谢您的提问。超级传播是新冠病毒一个特征现象,少数病例或者是感染者确实能够在一定的环境条件下短时间内造成数量比较多的续发病例,并且在疫情传播、扩散中扮演更重要的作用。这样的超级传播现象主要与病毒自身的特性和感染者或者患者本身,如他的行为,以及所处的环境,疫情发现的及时性等因素都有关。国际上也发现了这种现象,这种现象报道越来越多,上一次我已经说到,香港研究者认为可能10%的感染者或者患者传播的二代病例占了非常高的比例,最近印度研究报道了5%的感染者或者是传染源导致的二代病例可能占了整个二代病例的80%,这是超级传播现象的另外一种从数字上的反映。我们国家最近一个时期,像新疆喀什、辽宁沈阳、吉林通化等等一些本土疫情也确实看到了非常明显的超级传播现象,我们要关注的问题是什么呢?就是超级传播现象主要发生在什么样的场合或者是什么样的场所,我们要针对易发生超级传播现象的场所和场合进一步加强预防、防范和疫情的及时发现、控制工作。比如减少人员聚集,减少人员集会、保持人际距离,特别减少在狭窄、密闭空间的人员聚集,这是防止超级传播现象非常重要的措施。第二,及时发现感染者,不管是就医环节还是我们核酸筛查的应检尽检,愿检尽检环节,都可以及时发现感染者,尽量减少超级传播现象发生。另外还是要重视防控工作,在大流行状态下保持个人卫生和个人预防的行为,比如反复强调的戴口罩、保持手卫生、增加安全距离等等,这样的措施都是非常有效的预防超级传播的措施。对于一些特殊的重要场所,比如养老机构,脆弱人群比较集中,人际距离比较近,很多防控措施难以实施,容易造成疫情进一步扩散传播。要加强防护、加强防范,避免病毒的传入和传播。谢谢。

南方周末记者: 我们关注到之前有一些公众在接种过疫苗之后反映自己没有产生这种新冠病毒抗体,想问一下这种情况是否存在?应该如何应对?以及这样的人群是否应该接种其他的新冠病毒疫苗?谢谢。

冯子健: 接种疫苗后绝大多数人都能产生抗体,从目前疫苗临床研究结果也可以看到,接种以后97%以上都能产生中和抗体,这是在临床试验条件下用标准的中和抗体检测的。但是所有的疫苗都不可能是百分之百产生抗体,因为这主要跟个体差异有关。对于群体接种,其实我们并不推荐,也没有必要对每一个接种者常规开展抗体检测。如果因为各种各样的原因做了抗体的测试,还要看采用的是什么方法来检测的,因为现在市售的试剂、检测机构提供的各种检测方法的敏感性、准确性差异非常大。现在最通用的评价疫苗保护效果主要还是要靠中和抗体检测,而具有这样检测条件的实验室是非常有限的,主要是需要在生物安全 P3 级实验室里面检测。我的主要建议是,其实没有必要做接种后的检测,世界卫生组织给出的建议实际上也是如此。当然,对于一些特殊的高暴露职业人群,因特殊的防护需要,可能会对其接种后是否产生有效抗体进行检测,但是只是极少数人群有这样的需要。

东方卫视记者:谢谢主持人,想请问交通运输部,春运期间如何在做好疫情防控的情况下,做好旅客出行的保通保畅工作,让旅途平安有序、平稳健康? 谢谢。

王绣春:谢谢您的提问。刚才我也提到了,2021 年的春运是疫情防控常态化下的第一个春运,在春运组织上,我们将要在总结以往工作经验的基础上进一步优化运力供给,便捷票务组织,改善候乘体验,强化安全应急处置,这都可以说是春运组织的常规动作。根据疫情防控常态化下的客流变化特点,我们预测可能会出现问题比较集中的点,我们还要重点做好以下两个方面的工作来保障旅客健康平安有序的出行。第一方面,就是强化综合运输协同衔接。我们前期和铁路民航等单位提前梳理了临客、夜间列车航班及重点水域夜间班期的信息,将于近期印发各地。要求各地加强分析研判,根据旅客运输衔接的需求,特别是对新建机场、铁路客运站以及京广、沪昆等流量较大的高铁沿线车站旅客的运输衔接需求进行对接,科学制定运输方案,做好综合运输的运力衔接。同时我们也要指导各地交通运输主管部门,从城市交通的角度加强与干线交通的衔接,加强和铁路民航运营单位的沟通协调,实时共享运输班次、时刻、客流等运行的信息,优化运营时间和发车班次,特别是针对春运期间可能在夜间到达的旅客列车、航班、客船,通过增加运力投入、延长运营时间等方式,确保运输服务衔接顺畅,坚决防止因为运输衔接组织不力引发旅客大量滞留,解决旅客出行最后一公里难题。第二方面,就是强化公路路网运行保障。指导各地充分利用大数据、云计算等技术,研判分析春运期间公路路网运行态势,针对可能出现拥堵路段和收费站,提前制定和采取疏堵保畅的措施,加大路网的运营监测力度,每天定时调度,第一时间响应处置路网拥堵,通过公路沿线可变信息情报板、广播、网络等多种途径,及时发布实时路况、公路气象、分流绕行等信息,引导出行。加强收费站和高速公路服务区运营管理,切实做好停车、如厕、餐饮、购物、加油等基本服务保障,指导各地合理设置防疫检测站点,优化检测方式,提高检测效率,进一步加大交通疏导力度,尽量避免因为卫生防疫检测引发长时间、大范围的拥堵。谢谢。

中国卫生杂志社记者:我的问题是从 2020 年下半年以来,各地的疫情溯源结果显示很多都与冷链的食品有关,请问这些结果显示是否在这些东西上面检测出了活病毒,这些病毒是否具有传染性?谢谢。

冯子健:是的。我们从 2020 年就发现这样的情况,有很多暴露于冷链物品人员的感染,我们在冷链物品特别是进口冷链的一些海鲜产品上、外包装上确实分离到了活病毒,证明了在污染环境物品表面的这些活病毒是可以导致人感染的,有一定的传播性。在这之后,我们加强了对进口物品特别是冷链产品的检测和人员防护、健康监测。后来也发现了一些其他的非冷链物品的病毒污染,特别是进入冬季以后,外环境温度非常低,这样的环境和冷链的环境相似,也可以导致病毒在物体表面上存活的时间延长,导致接触到这些物品的人员感染。谢谢。

主持人:谢谢几位嘉宾。今天的发布会几位嘉宾为我们介绍了春节期间疫情防控的相关情况,回答了 18 位记者朋友提出的 20 多个问题,也希望各位记者朋友还有问题可以留给我们。当前也是疫情防控的关键时期,在此提示大家,我们一起来遵守各项防疫的相关规定,来共同筑牢疫情防控的防线。最后再通报一个工作情况,2021年1月14日,世界卫生组织国际专家组抵达武汉后,目前正在隔离,这期间中外专家举行多次视频会议,共同商定工作计划,双方将按2020年7月达成的工作任务书有序推进新冠病毒溯源工作。今天的发布会到此结束,谢谢大家。

国务院联防联控机制就人民群众就地过年和春节期间疫情防控有关情况举行发布会

（第3场）

一、基本情况

时　间	2021 年 1 月 31 日
主　题	介绍人民群众就地过年和春节期间疫情防控有关情况
发布人	教育部应对新冠肺炎疫情工作领导小组办公室主任、体育卫生与艺术教育司司长　王登峰
	农业农村部农村合作经济指导司副司长　毛德智
	中国疾病预防控制中心病毒病预防控制所所长　许文波
	国家食品安全风险评估中心副主任　李宁
主持人	国家卫生健康委新闻发言人、宣传司副司长　米锋

二、现场实录

主持人：各位媒体朋友，大家下午好！欢迎参加国务院联防联控机制举办的新闻发布会。今天发布会的主题是：人民群众就地过年和春节期间疫情防控。2021 年 1 月以来，全国累计新增本土确诊病例 2 016 例，为 2020 年 3 月以来单月最多，疫情呈现零星散发和局部地区聚集性疫情交织叠加态势。本周后半段，全国现有本土确诊病例和无症状感染者数量已经开始下降，前期发生聚集性疫情的地区防控效果开始显现，正在推进分区分级防控措施，全国疫情总体风险可控。2021 年春节临近，人员物资流动增加疫情传播风险。党中央、国务院始终牵挂着人民群众的健康，要求各地、各部门统筹做好春节期间疫情防控和各项服务保障工作，让大家安心过年、健康过年。国务院联防联控机制针对农村地区疫情防控、春运出行核酸检测等密集出台措施，并派出工作组支持地方疫情防控。这些天来，许多一线工作者顶风雪、冒严寒，筛查病例、守好关口、配送物资；许多群众或克服各种不便，配合居家隔离，或选择就地过年，放弃出行计划。所有这些无私奉献，都是为了中国这个大家庭的健康平安，都是为了巩固来之不易的疫情防控成果，我们表示敬意和感谢。下面进入今天的现场提问环节，请各位记者朋友围绕今天的发布主题进行提问，提问前请先通报所在的新闻机构。

中国农村杂志社记者： 河北、黑龙江的农村地区或城乡接合部出现新冠肺炎疫情。春节临近，农村地区疫情防控面临的形势比较复杂，请问农业农村部在农村疫情防控方面采取了什么措施？下一步有什么安排？谢谢。

毛德智： 谢谢您的提问。正如您所说的，近期，农村地区出现零星散发病例，局部地区发生聚集性疫情。农村地区医疗条件相对薄弱，农民群众防疫意识、防疫能力也弱一些；春节临近，农村地区人员流动性加大，受走亲访友、春节期间办喜事等传统习俗影响，聚集性活动增多，这些都增加了农村地区防疫的难度。中央对做好农村地区疫情防控高度重视，中央农办、农业农村部认真贯彻落实中央部署，迅速采取措施加强防控。一是中央农办、农业农村部印发《关于做好当前农村地区新冠肺炎疫情防控有关工作的通知》，国务院联防联控机制综合组、中央农办制定《冬春季农村地区新冠肺炎疫情防控工作方案》，专门作出部署。二是做好组织发动，发挥好村"两委"、第一书记和广大农村党员作用，组织动员共青团、妇联等群团组织，以及经济社会组织作用，动员广大群众开展群防群控,落实好各项防控措施。三是加强防控宣传教育,发布《农村防疫"八项倡议"》,提倡农民群众勤洗手、科学佩戴口罩,引导农民群众增强防护意识,提高防护能力。四是发布《致农民工朋友的防疫倡议书》,积极引导农民工留在务工地就地过节,减少跨地区流动,协助做好就地过节农民工生活保障服务。五是畅通农村物流配送渠道,加强农村地区物资准备,指导农村地区抓好防护用品的调拨储备。在持续做好上述工作的同时,下一步,中央农办、农业农村部将按照国务院应对新冠肺炎疫情联防联控机制部署要求,针对农村地区疫情防控的薄弱环节、突出短板,坚持分区分级、科学防控、精准施策,强化落实疫情防控措施。一是中央农办、农业农村部定于明天召开统筹做好农村地区疫情防控和"菜篮子"稳产保供视频调度会,专门组织安排。二是充分发挥农村基层组织在疫情防控中的作用,进一步落实落细农村疫情防控措施。三是推进农村地区移风易俗,倡导农民工就地过年,有效减少人员流动和聚集性活动。四是持续开展村庄清洁行动,引导农民群众转变不良生活习惯。五是抓好"菜篮子"稳产保供,加强动物疫病防控和畜禽饲养管理,及早谋划春耕备耕。谢谢!

新华社记者:现在全国高校都基本已经放假,个别学校要求学生尽快离校或者非必要不留校。但是,一些学生家乡因为疫情防控影响,今年无法返乡过年,请问对当前这部分尚未离校的学生有哪些统筹措施和安排? 谢谢。

王登峰:谢谢。这个问题前段时间新闻媒体里报道得比较多,正像这位记者提到的,一方面,可能有的高校提出来非必要不留校,另一方面由于受到疫情突发和散发情况的影响,很多地区的高校因为处于中高风险地区,所以学生是无法离校的。大家可能注意到了,上周河北省教育厅印发通知,对因为石家庄疫情滞留在石家庄的高校和中小学的住校学生,安排他们尽快返乡,其实这件事情就是在回答刚才这位记者提的问题。当时石家庄出现突发疫情之后,很多寄宿制中小学是完全封闭,所有学生都不能离开。而疫情的情况得到控制之后,他们是可以离开的。高校很多学生在当时疫情突发的时候,有的并没有在校园里面,可能在实习或者在别的地方参加考试等。另外,还有一些是经过石家庄返乡的外地大学生,也在当地没有办法回乡。河北省教育厅针对这批学生作出了详细的安排,包括点对点安排他们乘坐交通工具,外省市的可能还要跟学生所在地的教育部门联系,让他们来接送这些学生。对于因为疫情的原因滞留在学校或者滞留在学校周边的这些学生,现在各地都采取了相应的措施,确保他们想回能回得去。另外,可能还有一些同学因为考试、生活或者其他原因,没有办法回到家乡去。对这部分学生,各地各校也是积极采取措施,让想留的都能留得住,做好他们在校园里面的生活后勤保障工作,当然是在确保疫情防控的前提之下。所以,刚才记者提到的至今还没有离开学校的学生,应该都得到了妥善的安排。谢谢。

中央广播电视总台新闻新媒体记者:虽然目前国家已经明确了各地方在执行防疫政策的时候,不能"层层加码",也不能搞"一刀切",但是仍有网友反映,有的地方把持有7日内核酸阴性证明缩短为3日内的,有的把居家健康监测改为要求居家隔离,甚至个别地方出现了对于返乡人员封门上锁的现象,请问对这些情况该如何评价?谢谢。

米锋:谢谢您的提问。确实,近日有些地方出现了对返乡人员健康监测和核酸检测等方面"层层加码",还有"一刀切"的情况,引发了全社会的普遍关注,也引起了一些受影响群众的不满。国家在总结前一阶段经验教训的基础上,依法制定春运期间的疫情防控政策,也是为了尽可能地降低疫情扩散的风险,从而保护人民群众的健康,绝不是要给春节团聚设置超出防控需要的障碍。"层层加码"和"一刀切",既是一种懒政,也是对宝贵防疫资源的浪费,各地要规范落实 2021 年春运期间的疫情防控要求,科学精准做好疫情防控的相关工作,不得在现行政策的基础上擅自"加码""层层加码",不得在工作中搞"一刀切"。具体来说,对于北京市以外的省份,要做到"六个不",不得随意禁止外地群众返乡过年,不对返乡人员实施集中和居家隔离措施,不对低风险地区跨省流动到城市的非重点人群进行核酸检测,不对省域内低风险地区返乡的非重点人群查验核酸检测证明,不对省域内返乡人员进行居家健康监测,不得随意延长居家健康监测的期限。各地应该及时纠偏,国务院联防联控机制综合组将密切关注各地政策的执行情况,对执行政策明显不符合要求的情况,将予以通报,要求立即整改。

香港中评社记者:近期,从河北、黑龙江的疫情来看,无症状感染者有增多的趋势,并造成了隐匿传播。请问出现该现象的原因是什么? 民众应如何防护? 谢谢。

许文波:谢谢记者的提问。无症状感染者有两种情形:一种是处于潜伏期的无症状感染状态,二是始终就是无症状感染者。所以,目前无症状感染者主要通过四个方面筛查。一是聚集性疫情调查;二是传染源的追踪调查;三是密切接触者的检测;四是大规模的核酸筛查。这样发现一些早期的还没有出现症状的、有些在潜伏期的无症状感染者,还有一些一直就是无症状的。近期,我国报告无症状感染者数量较多,主要是我国关口前移,发现病例的能力增强了,所以主要采取了积极主动发现病例的措施,这样很多病例还处于潜伏期之内就被检测出来了。再有,多地在疫情控制中缩短了核酸检测的时间间隔,增加了核酸检测次数,这样也导致更多更早期的或者排毒量更低的感染者被筛查出来,所以这些感染者很多都处于无症状状态。无症状感染者具有一定的感染性,由于尚未出现症状,无症状感染者也不知道他会感染其他人,接触他的人也会出现风险,假如发现比较晚,就会容易造成聚集性疫情或者引起社区传播,也就是大家所说的隐匿性传播。所以,大家一定要做好防护,降低感染风险,建议采取以下措施:非必要尽量减少去往境外和国内中高风险地区,降低被感染的风险。二是保持社交距离,尽量减少聚餐、聚会等人群聚集性活动,如果有发热、咳嗽等类似感冒症状,一定要自觉地和其他人保持社交距离,并且尽量避免外出,及时就医。就诊途中,要全程保护,佩戴口罩。三是在公共场所和乘坐公共交通工具时一定要佩戴口罩,并且一定要讲究手卫生等个人防护措施。四是若与新冠肺炎感染者存在接触或者间接接触,要及时主动接受新冠病毒核酸检测,配合做好规范化采样,积极配合新冠肺炎相关防控措施,按照社区和单位相关规定组织进行核酸检测。当前,我国绝大部分地区处于低风险地区,通过各种途径发现的无症状感染者,各地已及时采取了医学隔离观察措施。但是这里要强调,病例早期发现是避免疫情蔓延的关键,而病例早期发现也需要每个人配合,大家一定要做好日常个人防护,如果出现症状或发热这些可疑症状,一定要积极配合防疫措施。所以,自己管理好自己,作为自己健康第一责任人是最重要的。谢谢。

中国食品安全报记者:最近大家非常关注的车厘子、冻鱿鱼等进口水果、冷冻食品被检测出核酸阳性,请问检出阳性是否对人有传染性?目前冷冻食品和进口食品能否正常食用,能否确保安全?谢谢。

李宁:首先,谢谢您问这个问题。最近确实食品检出新冠病毒核酸阳性,受到了社会普遍关注。新冠病毒是呼吸道病毒,主要经呼吸道飞沫和人与人密切接触传播,经消化道感染的可能性极小。新冠病毒核酸检测主要是针对病毒的核酸片段,无论是活病毒、死病毒,都可能检出核酸阳性,因此食品检出核酸阳性,不代表它就具有传染性。这些食品检出核酸阳性,只能说明它曾经被新冠病毒污染过,到目前为止,还没有发现消费者经采购、加工食品而感染新冠病毒的案例报道。从全国各地对食品及其外包装特别是进口食品及其外包装的新冠病毒核酸检测来看，总体的阳性检出率也是比较低的，不到万分之一，而且主要集中在食品的外包装，总体的污染量也是比较低的，因为新冠病毒在食品的表面不会繁殖。综合分析，存在活病毒的可能性还是比较低的。特别是对进口食品，无论是进口环节还是流通环节，我们都按照物防的相关要求，加大了预防性消毒和核酸检测，而且在源头加强管控。在这种情况下，食品存在活病毒的可能性也是非常小的。特别是发现一些问题食品后，也都及时进行了处置。因此，消费者因接触食品而感染新冠病毒的可能性是非常小的。尽管如此，在疫情防控常态化下，消费者还要增强防护意识，一定要按照相关要求，做好防护。在处理食品及其包装整个过程中，要勤洗手，保持良好的手卫生，不要用不清洁的手触摸口、眼、鼻，特别是处理进口食品更要注意。在这里，我要特别提醒消费者，一定要牢记世界卫生组织推荐的食品安全五要点：保持清洁、生熟分开、烧熟煮透、食物保持安全温度、使用安全的水和清洁的食材，这五点消费者要牢记，这几个方面只要做到了，这些食品都可以放心食用。谢谢。

中新社记者：有很多高校学生响应就地过年的倡议，计划在春节期间留在学校过年。那么在做好校园疫情防控的同时，如何能确保这些学生在留校过年期间能过一个舒心年？谢谢。

王登峰：感谢提问。这也是现在我们教育系统非常关注的一个问题。很多学生一方面响应国家号召，就地过年，另一方面他们也有很多自己的事情，包括考试、实习、科研等。留校过年的学生跟往年相比几乎翻了两番，有大量学生是留在学校里的。教育系统和高校对这部分留校过年的学生应该采取什么样的管理服务措施呢？主要有以下三个方面。第一，精心准备做好疫情防控工作。留校过年的疫情防控各方面措施都要到位,包括校门的管理、学校各个场所消毒等疫情防控的要求,同时也倡导同学少聚集,要做好个人的卫生和防控工作。同时,学校也采取相关措施,备足相关疫情防控物资。特别强调,所有高校都要做好突发疫情的应急处置准备,这些都是精心准备做好疫情防控工作的方面。第二,尽心尽力做好服务保障。很多同学留在校园里过年,对我们学校的后勤工作,同学的生活,包括他们的体育锻炼、文化活动,都提出了更高的要求。教育部也印发了通知,要求各高校后勤服务部门在春节期间要做好稳价保供工作,包括接收快递和订外卖等等这些工作都做了详细的安排。关于洗浴、体育锻炼、学生学习和活动的场所,都要确保安全。同时,对学生在学校期间各方面的需求也要能够及时了解和关注。第三,暖心关爱做好春节慰问。春节是中华民族的传统节日,大家都非常关注,也非常重视。不仅要做好留校同学的疫情防控工作和后勤服务保障,还要营造欢乐祥和的春节气氛。目前各个高校也都采取了很多措施,比如有的学校初一到初三免费给大家供餐,同时还组织了春节的慰问活动,包括很多辅导员和管理人员在线上线下和同学们有很多互动,希望大家在校园里就像回到家里过年一样。我们也希望,通过这"三心"的努力,即精心准备做好疫情防控、尽心尽力做好服务保障、暖心关爱做好春节慰问,让留校过春节的同学在疫情防控环境下,能够过一个欢乐祥和的春节,留下难忘的印象。谢谢。

东方卫视记者:春节期间,老百姓要大量采购食品,请问日常采购食品需要注意些什么? 收到采购或者网购食品,特别是进口冷链食品,要进行怎样的处理才能保障安全? 请给我们介绍一下。谢谢。

李宁:谢谢您的提问。在疫情防控常态化下,人们的饮食生活与往年春节可能会有很大不同,亲朋好友外出聚餐的活动会大大减少,采购大量食物在家做饭和网购食品的可能性会大大增加。消费者在采购食品的时候,我觉得要强调以下几点:一是要正确佩戴口罩,做好个人防护。二是不要到人多的地方扎堆购物,要保持安全距离,要到正规的商场、超市和市场采购新鲜的食物,挑选食物时要避免用手直接接触冷冻食品。三是在整个购物过程中,不要用不干净的手触摸口眼鼻。四是在网购食品的时候,也要特别注意到正规和信誉好的网络平台采购,在收到快递的时候,如果你购买的是进口的食品,如果不放心,可先用 75% 的酒精对外包装进行预防性消毒。在整个处理食品和外包装的过程中,要保持良好的手卫生,正确勤洗手,不要用不干净的手触摸口、眼、鼻。五是在加工环节,要做到食品安全"五要点"。谢谢。

农民日报记者: 还有三天就立春了,立春过后就要开始春耕备耕。请问春耕生产会不会受到疫情影响? 农业生产物资的运输和供应在疫情影响下是否有保障? 谢谢。

毛德智: 谢谢您的提问。这个问题非常好。一年之计在于春,立春过后,春耕备耕就将相继开始。华南 2 月下旬开始早稻浸种育秧,长江流域 3 月中下旬开始育秧,东北 4 月上旬开始水稻育秧、5 月 1 日前后玉米大规模播种,目前全国大部分地区处于春耕准备阶段。据调度,农业生产物资总体上供应充足有保障。一是种子供应总量充足。预计 2021 年玉米可供种量 150 万吨,比需求量多 40 万吨;水稻可供种量 120 万吨,比需求量多 25 万吨;大豆可供种量 67.5 万吨,马铃薯种薯可供种量 560 万吨,都完全能满足用种需求。二是化肥农药供应总量有保障。预计春耕用肥需求量 1 760 万吨左右,可供应肥料 2 030 万吨,供应总量能够满足需求。其中,氮肥、钾肥供大于需 140 万吨和 100 万吨,磷肥供需紧平衡。2020 年农药总产量 163 万吨,可以满足农业生产需要。三是农机准备到位。截至目前,已累计检修保养拖拉机等机具 1 100 万台,确保春耕机具状态良好。预计春耕可投入大中型拖拉机、耕整机、工厂化育秧设备、高速插秧机、宽幅精量播种机等各类农机具2 200万台（套），机具投入充足，能够保障春耕生产需要。此外，我们还动员农业专业化社会化服务组织针对疫情中高风险地区人员流动受限、农民下地耕种可能不便的情况，采取生产托管等方式，为农民群众代耕代种，确保地不撂荒、不误农时。下一步，农业农村部将配合交通运输等部门，全力以赴做好种子、化肥、农药等春耕生产物资的运输保障工作，督促各地加强春季农业生产物资运输需求对接，及时制定工作方案，对于疫情中高风险地区采取针对性的保障措施，实施"点对点"的支持，一事一处理，确保农业生产物资不因运输问题影响供给。谢谢！

第一财经记者：关于新冠病毒疫苗的接种，我有四个小问题。当前各地正在进行对重点人群的新冠病毒疫苗接种工作，请问目前我国的接种情况如何？第二，鉴于国内近期多地出现了疫情，是否考虑加快疫苗接种的进度，以更好地防控疫情？第三，预计疫苗接种工作什么时候可以覆盖到普通人群？第四，请问不良反应情况怎么样？谢谢。

许文波：谢谢记者的提问。2020年12月中旬以来，各地认真贯彻落实党中央、国务院的决策部署，按照区域分开、口岸优先、区分轻重缓急、稳妥有序推进的原则，认真组织实施重点人群新冠病毒疫苗接种工作。截至目前，各地累计报告接种数量已经超过2 400万剂次。我国的新冠病毒疫苗接种策略是在充分考虑我国疫情防控形势的基础上做出的。目前我国防控策略以"外防输入，内防反弹"为重点，首先开展重点人群的接种工作，尽力缓解输入性疫情防控的压力。后期我国会根据新冠肺炎的流行特征、疫苗研发进展、疫苗供应情况和疫情防控策略等适时调整免疫策略，有序安排相关人群接种疫苗工作。有关不良反应，初步监测分析显示，新冠病毒疫苗的一般反应发生率与2019年我国上市后疫苗报告发生率基本一致，严重异常反应报告发生率略低于2019年上市已应用疫苗的发生率。新冠病毒疫苗严重异常反应报告发生率不高于流感疫苗。疫苗不良反应监测是一项动态工作,各地也在陆续对新冠病毒疫苗接种后出现的疑似不良反应报告病例开展相关调查、诊断和复核,不良反应报告发生率会处于动态变化中。谢谢。

中国教育电视台记者: 现在各地都已经进入寒假时间,想问在寒假期间,对于居家学习生活的学生,教育部在疫情防控方面有哪些提示和要求?谢谢。

王登峰: 这个问题跟我刚才说的留校大学生的要求是差不多的,对于回家的,不管是中小学还是高校的同学,第一条就是要严格落实属地疫情防控的各项要求,这是我们所有回乡的大学生,包括居家的中小学生都必须要做到的,也就是要按照属地政府对疫情防控的要求,科学佩戴口罩、减少聚集等。第二,教育部委托全国高校健康教育教学指导委员会和中小学健康教育教学指导委员会分别为大专院校的学生和中小学生的居家健康生活方式作出了倡议,这两个倡议在教育部的官网已经发布了,有兴趣的朋友可以去官网查看,专家们结合春节的特点,对居家的大中小学生应该如何保持健康生活方式提出了一些非常有针对性的意见和建议。我们也相信,这些建议一定会在大中小学生的居家生活中起到非常重要的指导作用。第三,对于春节留校的学生,我们希望做到他们留在学校里就像在家过年一样。而我们希望居家的同学,学校对他们的关注和关爱也要像在校一样。大中小学要对学生的健康状况、出行轨迹、交往范围等等,做到"日报告""零报告",就是教育系统要全面掌握每一位师生在春节期间的健康状况、出行轨迹,同时给他们提供相应的健康和防疫方面的指导。总的来讲,所有的学生,不管是留在学校里过年,还是回到家里,我们都会一如既往地,跟平时一样关心关注他们的健康状况,给他们提出健康的提醒,同时也督促我们所有的师生,不管在什么地方,都要严格按照属地的疫情防控要求，做好自己的行为管理。谢谢。

韩国京乡新闻记者：春节长假期间，进行新冠病毒疫苗接种吗？如果进行的话，以什么样的方式和规模来进行？另外世界卫生组织专家团组已经完成两周隔离，开始现场考察，能否告诉一下专家团在中国的具体行程和时间表？谢谢。

米锋：谢谢您的提问。春节期间，包括疫苗接种在内的健康服务，均按照国务院关于春节假期的相关工作要求来进行。另外，根据当地的疫情防控规定，世界卫生组织国际专家组已于1月28日下午解除集中隔离医学观察，并且走访了湖北省中西医结合医院、武汉市金银潭医院，与医务人员和早期患者进行了交流，还参观了"人民至上、生命至上"抗击新冠肺炎疫情专题展览。中方与世界卫生组织国际专家组已就下一步工作安排达成了一致意见，将在继续遵照当地疫情防控规定的基础上，开展走访有关疾控、科研机构和贸易市场等等，科学、严谨地做好新冠病毒溯源联合研究工作。中方也将一如既往地秉持开放、透明和负责任的态度，继续同世界卫生组织保持合作，为更好地预防未来的风险，保护好各国人民的生命安全和身体健康，做出自己的贡献。谢谢。

封面新闻记者：我们知道，现在春运已经开始了，但是近期很多列车上也曝出了有感染者或者无症状感染者，请问这些返乡或踏上旅途的人员如何做好在旅途过程中的疫情防控？谢谢。

许文波：谢谢记者的提问。首先，我们提倡大家春节假期非必要不流动。不管是否流动，都一定要做好个人防护，如果要返乡，一定要提前做好出行规划，及时关注目的地疫情变化和疫情防控的政策措施，多关注交通部门的出行提示。若无发热和呼吸道感染等可疑症状，可正常返乡，若出现可疑症状,建议居家休息和就地就医。如果乘坐私家车返乡,一定要做好私家车的通风换气,并且乘坐人员下车进入公共场所时要佩戴口罩,返回车辆后建议先用手消毒剂进行手部消毒。如果私家车同行人员出现可疑症状后,车内人员一定要做好个人防护,开窗通风,对接触物品表面,像车的门把手、方向盘、车窗、挡风玻璃、座椅进行消毒,避免行程中相互接触,到达目的地后,可疑症状者应及时就医,私家车也要进行终末消毒。如果乘坐公共交通工具返乡,回家途中就要全程正确佩戴医用外科口罩,尽量减少因就餐而摘口罩的次数和时间,并且根据时间长短更换口罩。第二,公共交通要配合场地码头工作人员做好健康监测、隔离、信息登记等各项防控措施,排队等候时,要注意保持社交距离与1米线的安全距离,尽量不和其他候乘人员扎堆。第三,保持手部卫生,不要到处乱摸乱碰,遵循呼吸道礼仪,咳嗽、打喷嚏时一定要用肘部或纸巾遮挡,与人交谈时要保持一定的社交距离。第四,如果在公共交通旅途中出现发热、咳嗽等可疑症状,要及时联系工作人员,一直要保持佩戴口罩,并到指定隔离区休息,到达目的地后,可疑症状者应及时到指定医疗机构就诊。同车的其他乘客一定要留下联系信息,以备随时随访。回到家乡后要按照当地的防控要求,落实各项防控措施,少串门、少聚集。谢谢。

人民日报健康客户端记者: 春节期间少了聚会,自己在家做饭、吃饭的人多了,请问在食品安全方面有哪些需要注意的? 怎样吃才能更有营养? 谢谢。

李宁: 谢谢您的提问。就像您刚才所说的,春节期间的饮食,我们既要保证安全,还要注意营养。在保证安全方面,除了做好疫情防控等相关要求以外,还要特别注意预防各种食物中毒的发生。春节期间,往往家里购置的食物比较多,种类比较复杂,做的饭菜也比较多,在采购、加工、储存各个环节稍有不慎、操作不当都可能带来食品安全隐患,在这里我特别提醒广大消费者，一定要把好"三个关"：一是原料关、二是加工关、三是储存关。原料关，一定要采购新鲜的食材，到正规的地方包括商场、超市和市场采购，不要买来路不明的食品和食材。加工关，做熟食的时候，一定要烧熟煮透，在加工过程中一定要生熟分开，防止交叉污染，所用的刀具、案板、容器等要生熟分开，厨房台面和厨具要做好卫生清洁和消毒。在做饭的时候，也要保持个人的卫生，特别是手的卫生。储存关，家庭尽量现吃现做，不要做得太多，避免大量剩饭剩菜，如果有剩的饭菜要及时放在冰箱内，在室温下一般要求不要放两个小时以上，再次吃剩饭剩菜之前，一定要多闻多看，确认没有异常，经过充分加热以后再吃。在冰箱储存的时候，也要生熟分开，分隔存放，这是保证安全需要注意的方面。营养方面，合理膳食、平衡膳食，食物要多样，荤素搭配、粗细搭配，多吃蔬菜、水果、奶类、豆制品，因为不同的食物提供的营养是不一样的，所以我们一直强调要做到平衡膳食。在春节期间，避免暴饮暴食，饮食要清淡，少盐少油控糖，还要提倡健康的生活方式，戒烟限酒，作息规律，睡眠要充足，还要适量运动，保持健康体重，倡导公筷公勺，杜绝餐饮浪费。我想这些不光是春节期间要注意的，在日常生活中也要做到。谢谢。

农事网记者： 近期，受强寒潮天气影响，新冠肺炎疫情局部反弹，在春节临近、消费拉动等因素作用下，一些地区部分鲜活农产品价格波动上涨，请问农业农村部，春节期间农产品生产和供给能否保障？谢谢。

毛德智： 谢谢您的提问。这个问题大家都十分关注。农产品生产和供给关系千家万户生活，是最基本的民生问题，农业农村部始终将其作为头等大事来抓。当前，我国生猪产能恢复势头良好，畜禽、果蔬、水产品生产稳定、供给充足，预计春节期间"菜篮子"产品总体生产形势较好，市场供给完全有保障。从蔬菜水果看，2021 年冬春蔬菜整体供给能力稳中有升。据农业农村部农情调度，目前全国在田蔬菜面积 8 500 多万亩，同比增加 100 多万亩。近期全国平均每周蔬菜收获产量稳定在 1 400 万吨,同比持平略增。2020 年水果总体丰产,当前苹果库存处于高位,柑橘等水果市场供给充足、品种丰富,后期价格将以稳为主。从生猪等畜禽产品看,2020 年以来,在市场拉动和政策激励双重作用下,生猪生产持续加快恢复,非洲猪瘟疫情得到有效控制,生猪市场供应持续改善。预计2021 年 1—2 月生猪出栏比上年同期增长 25% 左右,后期供需关系将越来越宽松。春节期间产蛋鸡和肉鸡存栏处于历史同期较高水平,鸡蛋鸡肉市场供应比较充足。预计春节前牛羊出栏将显著增加,牛羊肉价格也将趋于稳定。从水产品看,我国渔业主产区湖北、江西、广东、福建等省克服疫情和寒潮天气影响,生产形势较为稳定,预计春节期间水产品供给充足、质量向好,能够满足老百姓消费需求。总的来说,每年春节都是"菜篮子"产品消费旺季,一般规律是节前波动上涨、节后价格回落。前期受节日消费拉动等因素影响,部分"菜篮子"产品价格季节性走高,但基本符合常年波动规律。2021 年由于受疫情影响,倡导大家就地过年,预计大中城市农产品消费量较往年明显增长,我们对此已制定了预案。下一步,农业农村部将会同有关部门和地方,紧盯新冠肺炎疫情和灾害性天气影响,细化预案,进一步做好防寒防灾准备,切实抓好"菜篮子"产品生产,强化产销衔接,及时指导疏通运输物流堵点,严格落实"菜篮子"市长负责制,适时做好储备调节,确保春节期间重要农副产品供应不断档、不脱销,确保老百姓的碗里不缺肉、不缺菜。谢谢!

红星新闻记者: 2020 年上半年大部分同学都是在家里度过的,有很多学生和家长都很关心,2021 年寒假过后学校还能正常开学吗? 对于学生们返校有哪些具体要求? 谢谢。

王登峰: 关于 2021 年春季学期开学,从教育部目前的要求来讲,还是全面开学、正常开学和安全开学。目前我们各地各校都已经制订了放假和开学的计划,考虑到疫情防控的需要和形势的变化,我们现在要同时做好三件事情:第一,会同国家卫生健康委修订新版的学校疫情防控技术方案,现在执行的是秋冬季疫情防控技术方案,包括校园里面各个场所、上下学的过程中,以及教室、实验室、操场、运动场等场所的疫情防控要求,现在要对春季学期开学的疫情防控技术方案作出修订。这项工作目前已经启动,会尽快完成,这样春季学期开学的时候,各地各校就有了一个新的技术方案。第二,要求各地各校随时分析和研判疫情形势。入冬以来,我们看到全国部分地方开始出现散发性病例,局部地区出现聚集性病例,今天的发布会也在关注这一问题。从现在开始,各地已经在做开学的分析和研判,我们会根据疫情防控形势的发展和变化,及时调整对春季学期开学的要求和时间安排。第三,要求各地各校要提前做好春季学期开学的各项准备工作。这个各项准备工作,既包括疫情技术方案的落实、疫情防控物资和各方面条件的准备,同时也包括分析研判当地以及生源地疫情防控的形势和要求。在特殊情况下,可能还需要分批错峰开学。如果在春节过后还有中高风险的地区的话,这些地区的学生可能就要暂缓返校,但对整个教育系统和学校来讲,我们还是要确保按时和安全开学,这也是我们要提前谋划好春季学期开学的各项准备工作。同时,我们现在也要求各地各校要做好线上线下教学相互衔接的准备,需要的时候,可以随时开启线上教学。如果能够安全开学、全面开学,我们会尽快把这个信息发布出去。总之,对于各地各校的开学情况,我们目前已经有了明确的要求,各地各校也都有了明确的安排。我们会不断根据疫情防控形势的发展和变化及时调整。谢谢。

主持人: 谢谢几位嘉宾,今天的发布会几位嘉宾介绍了人民群众就地过年和春节期间疫情防控的相关情况,对于媒体和群众关心的问题,我们将继续举办新闻发布会,回应关切。今天的发布会到此结束,谢谢大家!

国务院联防联控机制就人民群众就地过年
服务保障有关情况举行发布会
（第4场）

一、基本情况

时　间	2021年2月4日
主　题	介绍人民群众就地过年服务保障有关情况
发布人	国家卫生健康委医政医管局监察专员　郭燕红
	江苏省苏州市副市长　曹后灵
	浙江省金华市副市长、义乌市市长　王健
	北京市东城区清水苑社区党委书记　宋淑贤
主持人	国家卫生健康委新闻发言人、宣传司副司长　米锋

二、现场实录

主持人：各位媒体朋友,大家下午好！欢迎参加国务院联防联控机制举办的新闻发布会。本周前3天,全国疫情防控形势继续向好,所有省份单日新增本土确诊病例与无症状感染者均在10例以下。随着疫情发展和流行病学调查深入,国内仍有新增中高风险地区,防控工作不可有丝毫松懈。截至2021年2月3日24时,全国累计报告重点人群接种新冠病毒疫苗3 123.6万剂次。再通报一个工作情况。中国-世界卫生组织专家组近日共同走访了白沙洲贸易市场、华南海鲜市场、湖北省疾病预防控制中心、武汉市疾病预防控制中心、湖北省动物疫病预防控制中心、中科院武汉病毒所等机构,同相关管理人员、专家、商户、居民、媒体代表等进行了交流,并与武汉市血液中心、华中农业大学等机构专家进行了座谈。我们注意到,为了让群众过一个暖心、安心、舒心的春节,一些地方出台了一系列送关爱、送温暖的政策措施。今天的发布会,我们请来了:国家卫生健康委医政医管局监察专员郭燕红女士;江苏省苏州市副市长曹后灵先生;浙江省金华市副市长、义乌市市长王健先生;北京市东城区清水苑社区党委书记宋淑贤女士。请他们就人民群众就地过年服务保障,以及大家共同关心的问题来回答媒体的提问。下面请记者朋友提问,提问前请先通报所在的新闻机构。

中央广播电视总台财经节目中心记者:现如今核酸检测已经成为老百姓回乡过年的标配和刚需,请问如何在全国范围内保障春节期间核酸检测的力量,对于医疗力量不足的城市有没有针对性措施?医疗机构应该如何优化核酸检测服务?回乡之后的居家健康监测期间,核酸检测应该如何进行?

主持人:请郭燕红女士回答这个问题。

郭燕红:谢谢这位记者的提问。核酸检测问题既是社会非常关注的一件事情,也是国家卫生健康委高度重视的一项工作。在疫情常态化下,为满足应检尽检和愿检尽检的需求,我们采取了一系列措施来提升各地的核酸检测能力,通过大家一起做工作,我们核酸检测能力大幅度提升,截至 2021 年 2 月 1 日,每天单管核酸检测能力已经提高到每天 1 600 万份,比 2020 年 3 月份的每天 126 万份提高了 11 倍多。在能力提升方面做了很多工作,现在正值春运期间,群众对核酸检测的需求也在不断提升。所以一方面要加大核酸检测的供给能力,另外还要为老百姓提供高效暖心的核酸检测服务,同时在价格上要能够让群众可负担。这方面同样做了很多工作,从提高核酸检测能力方面,在核酸检测的采样和检测的资源布局方面,特别是在价格方面,通过集中的采购降低费用,我看很多地方已经降低了核酸检测的单次费用,有的地方80元、90元,有的地方核酸检测免收挂号费、诊疗费等。除了这些政策之外,还要细化一些措施,首先是要加强核酸检测的组织管理。统筹好核酸检测的资源布局,最主要的就是向社会公开核酸检测机构的名称、地点以及工作时间,便于社会公众查询,有些地方这些工作做得都很好。但是我们也看到,有些地方还没有公布核酸检测的信息,我们将要求各地都要向社会公开核酸检测机构的名称、工作时间、工作地点,便于群众在核酸检测服务过程中更便捷、更方便。第二,不断优化核酸检测的服务,全面推行分时段、预约采样。我们要求核酸检测机构要设置专门的窗口和区域,为单纯进行核酸检测的采样提供服务,群众无需挂号、免收门诊诊疗费,同时要充分利用信息化的手段,不仅用信息化的手段进行预约,还包括费用支付、信息反馈,让信息多跑路、让群众少跑腿。第三,对于农村地区如何扩大核酸检测的服务,毕竟在农村地区医疗服务能力还存在短板和弱项,我们按照"乡采样、县检测"的要求,在乡镇卫生院提供检测服务。同时,鼓励有条件的基层医疗机构建设核酸检测实验室,或配备移动核酸检测车辆,开展下乡巡回检测,为回乡老百姓提供便捷服务。此外,加强核酸检测过程及采样过程的管理,避免人员聚集。不仅医务人员做好防护工作,还要让人民群众做好个人防护,戴口罩,保持安全距离,避免在采样过程中由于人员聚集带来交叉感染风险。我们希望通过这些举措能够满足人民群众的需求,特别是在春节期间核酸检测的需求,让人民群众能够过一个顺利、快乐的春节。谢谢。

中阿卫视记者:近期,有的地方已经不再要求所有返回人员提供7日内的核酸阴性证明,但有网友反映所在地仍然存在强制隔离和居住健康监测、乱贴封条等现象，请问这种情况应该如何纠正？

米锋： 谢谢您的提问，你提到的这类情况在 2021 年 1 月 31 日国务院联防联控机制的新闻发布会之后，一些地方很快开始调整本地的春运期间防控要求，对一些道路的交通不再是一封了之，对返乡的群众也不再是一拒了之。我们了解到，有的省份公开征集线索查办"层层加码"，也有一些地方对"层层加码"现象已经进行了严肃的问责和处理。我们再次重申，精准防控、科学防控至关重要，对返乡群众的"乱加码"就是"乱作为"，就是懒政。希望各地继续精准落实好相关措施，特别是精准落实好属地、部门、单位和个人的"四方责任"，既要落实好疫情防控的相关措施，又尽可能地为人民群众减少影响，让这个春节充满温度。近几天来也有一些媒体对地方一些不符合规定的现象进行了曝光。我们感谢群众和新闻媒体的积极监督。国务院联防联控机制的宣传组、综合组会一直关注这些情况，督促整改。

江苏广电总台荔枝新闻记者： 每年苏州会有大量的外来务工人员来打工，2021 年大概有多少人员留在苏州过年，和往年相比会有什么样的变化？苏州市会为这些外来务工人员提供哪些服务让他们安心过年？

曹后灵： 首先感谢今天主办方的发布会，感谢媒体朋友对苏州的关心。苏州近年来一直在打造有温度的城市，致力于打造最好的营商环境之一，我们提出要成为创业就业的首选城市，并且已经开展了最美劳动者的评选。怎么样让千百万的劳动者在苏州舒心、安心，这个问题我们一直十分关心。为什么要让更多的职工留在苏州过年，我们主要是基于三个方面的考虑：一是防控的需要。国家倡导非必要不流动，所以我们要响应。二是留下来过节，对苏州是一次挑战。苏州有 800 多万的外来人口，根据人社部门的统计，往年大概是 15% 留在苏州过年，2021 年估计在 60% 左右。这个数据和国家统计局苏州调查队的抽样调查以及交通部门的大数据统计情况差不多。三是根据 2020 年的经验，我们比较早提出了复工复产，大力促进了经济的发展，特别是取得了"开门红"。2020 年的经验告诉我们，要做好稳岗工作、防控工作，又要过好节，又要及早地复工复产，这几个方面我们要统筹好。苏州市比较早地提出"稳岗惠企十条"政策，鼓励职工留在苏州，促进生产的稳定，保障生产生活秩序，从这三个方面做好安排。可以形象地用三句话概括，一是让外地的职工留得下，要让人家留下来肯定要有一定的吸引力，我们政府也好、企业也好，这次都拿出了真金白银。政府有补贴、企业有补贴，包括我们也提出了"留苏优技"项目，既要安排好他们的生活，也要鼓励他们去学技术，搞培训，这方面也有政府补贴。我们开发"就在苏州"线上就业服务平台，已经在苏州的职工或者以后来苏州的职工都可以在这个平台上找到自己理想的岗位。二是让留苏职工过得好。当然有很多措施，比如说免费让他们坐公交、地铁，免费参观苏州园林，开展"双十二"大促销等活动引导消费。三是要保障生产生活稳得住。针对春节期间持续生产的企业实施特快接电服务，欠费也不停电；积极做好市场保供，大型超市、菜场，春节不休息。我们还推出平价菜、特价菜，方便老百姓。这方面是政府提出一些共性的要求。事实上，企业也有自己的政策，可能会做得更好，当然企业有自身的规模、自身的条件，可能也有所不同。谢谢。

北京广播电视台记者：北京是外来人口比较多的一线城市，相信在 2021 年春节期间会有很多外地人员响应就地过年的倡议。请问 2021 年春节期间，北京的社区将如何持续地做好疫情防控工作？谢谢。

宋淑贤：谢谢记者对这个问题的关注。做好就地过年服务保障就是让人民群众感受到浓浓的年味、暖暖的家味和北京的人情味。为做好疫情防控工作,北京市委、市政府倡导居民非必要不离京,非必要不出境,按照区委、区政府的部署,我们有效地发挥"东城社工"的作用,做好服务保障。一是文化惠民让"年味"不打折。春节期间,除了北京市属公园免费开放和发放2021年度惠民文化消费电子券外,东城也在全区范围组织开展形式多样的"故宫以东"过大年线上新春文化活动。清水苑社区组织居民积极参与的同时,举办"贺新春,比比谁家的年味浓""强体魄,快乐运动迎佳节""送祝福,积福聚财传好运"和"齐欢聚,欢欢喜喜过大年"四项文化活动。以文明健康、多姿多彩的活动丰富居民节日生活。二是暖心服务让"温情"不打折。建立就地过年人员微信群,开通服务热线,宣传就地过年政策,满足就地过年居民需求,提前做好保障工作。组织居民便民服务站、快递网点正常营业,做好社区生活物资保障工作。针对社区老年人和留京过年人员,"东城社工"开展暖心敲门行动,入户送温暖大礼包、送春节祝福、送抗疫物资,使大家感受到"家在远方、情在社区"的温暖。三是守望相助让"关爱"不打折。针对社区的物业、环卫、保洁和保安等外来务工留京人员,为他们开展新春免费理发活动,在年三十晚上,为坚守在社区工作岗位上的外来务工人员送去热腾腾的饺子。同时,进一步做好空巢、独居、高龄、留守、残疾人等群体的服务,在符合疫情防控要求的条件下,每日开展探视、送餐、照料等关爱服务,做到妥善照顾、服务到位。比如,对空巢和独居老人,社区志愿者会实行一对一结对子,比如社区8号楼的一位老人,孩子在外地工作,今年不能陪老人过年,我们会为老人安排志愿者上门理发、打扫卫生、贴福字、包饺子,同老人一起过年。谢谢。

封面新闻记者:2021年提出就地过年的倡议后,义乌在上个月就发布了相关政策,很受大家关注,请问制定和发布这些政策背后有哪些考虑?截至目前是否有统计大概留住多少外地务工人员在义乌过年?谢谢。

王健: 谢谢这位记者朋友的提问,也感谢媒体朋友对义乌的长期关注。义乌是一座建在市场上的城市,习近平总书记为义乌定位是"世界小商品之都",义乌市市场主体多,有69.1万个,占浙江省的十二分之一,流动人口163万,是义乌户籍人口的2倍左右。我们总结2020年经验教训,分析当前的疫情形势,提前谋划怎么留人。主要是基于两方面考虑:一方面,有序引导群众就地过年,尽可能减少人员流动,降低疫情传播风险,巩固来之不易的疫情防控成果。另一方面,通过留人,可以更好地保障企业完成生产订单,有效应对节后"返工难"和"用工荒"的问题。要留人,怎么留?不能停留在口号上,需要有实实在在的政策和服务保障举措。我们通过深入调查研究,把企业的需求以及留下在义乌过年的外来建设者的顾虑全面掌握清楚,同时也全面摸排留义人员的底数,在此基础上,我们围绕政策激励、宣传引导、服务保障等方方面面,系统研究、反复酝酿,形成17条举措。希望通过"政府+企业+社会"留下人,通过"政策+服务+感情"留住人,让留下来的人暖心、顺心、安心。心暖了,哪里都有家的感觉。另外,往年外来建设者留义过年人员,一般在20万人左右,大致占总量的13%。2021年政策出台后,经过各方努力,截至2月3日17时,已摸排了100.3万人,确定留义过年人员48.7万人,占48.5%。谢谢。

中央广播电视总台央视新闻新媒体记者: 春节期间如果遇到突然发热的情况是否需要到医院发热门诊进行诊断?各个医院的发热门诊是否会相应安排增加工作人员,对节日期间的医疗服务做了哪些安排?谢谢。

郭燕红: 谢谢这位记者的提问。春节期间如果人民群众有发热、咳嗽这些症状,一定要到发热门诊就诊,同时进行相关的排查。现在很多地方都公开了发热门诊地点,24小时开放。如果大家出现了发热的症状,不要自己扛着,也不要自己买药治疗,还是要到正规医疗机构的发热门诊就诊。一个祥和的春节首先应该是一个健康的春节,春节将近,为保障人民群众的医疗服务需求,在医疗服务的供给方面我们做了一系列工作:第一,要求各地卫生健康行政部门要做好节日期间医疗服务的组织和管理,要统筹好医疗资源,保障春节期间人民群众日常的医疗服务需求与疫情防控的要求。第二,要求各级各类医疗机构的发热门诊和急诊24小时值守,同时安排高年资的医务人员值班,要求各医疗机构的院领导在岗带班,一旦发现急诊、发热门诊、住院患者有紧急情况能够及时调动医疗资源,保障人民群众的看病就医需求。第三,要求对一些重点科室加强力量。比如急诊、门诊、发热门诊,特别是在节日期间一些常见病、多发病相关的科室,像肾内、心内,包括儿科、呼吸科、感染科这些重点科室也要配足配齐医疗力量,满足人民群众在节日期间的医疗服务需求。此外,针对一些特殊的患者,比如血液透析患者、需要连续化疗的患者、孕产妇等特殊患者和人群的医疗服务需求,我们对相关科室门、急诊医疗力量的匹配都做了全方位的安排,保障老百姓过一个健康、祥和的春节。谢谢。

香港中评社记者:2021年春节与往年有很大不同,"非必要不返乡""就地过年"成了一个新的倡议,请问清水苑社区如何开展就地过年群体的服务保障工作?谢谢。

宋淑贤:谢谢您的提问。首先,社区是疫情防控的第一线。我们社区有13栋楼,居民1 650户,4 700人。为了持续做好疫情防控,使社区居民在春节期间感受到喜庆、祥和的节日氛围,我们重点做了三件事:首先,要求党员做到"三个带好"。发挥社区党员模范带头作用,带好家庭成员落实疫情防控要求,为首都疫情防控做贡献。二是带好邻居,宣传疫情防控提示,为邻居中的特殊人群帮困解难。三是带好楼门,参与楼门公共区域消杀,为居家隔离人员提供取快递等服务。第二,构筑防控三道防线。一是"人防"，各小区出入口24小时值守，由我们"东城社工"带领物业公司、社区志愿者通过微信、电话、入户等形式逐人包户管理。二是"技防"，加强小区出入口门禁系统管理，为居家隔离人员安装电子门磁等健康管理系统。三是"心防"，做好居民疫情防控的宣传教育，为居家隔离人员提供点对点温馨服务，解除后顾之忧。第三，管理做到"五个精准"。精准进行人员排查"全覆盖"、精准加强卡口管理"不漏人"、精准重点人群管控"无漏洞"、精准开展环境整治和消毒"无死角"、精准处理居民的诉求"保满意"。一句话，就是为社区居民安全过好春节做好疫情防控工作。谢谢。

凤凰卫视记者：目前各地新增确诊病例都已经下降，请问目前患者总体救治情况如何？重症患者救治情况怎样？谢谢。

郭燕红：谢谢这位记者的提问。正像您刚才所说的那样，现在河北、黑龙江、吉林三个地方的整体疫情得到了很好的控制。刚才米锋副司长作了疫情的通报，这三个地方的新增确诊病例都已经降低到个位数，应该说疫情控制效果还是非常好的。在患者救治方面，我们可以看到现在出院患者在进一步增多。昨天出院患者达到114例，随着整个治疗措施的实施，患者的救治工作进展非常顺利。重症救治工作也取得了很好的效果，现在这三个地方在院重症患者43例，最高峰是1月26日，这一天三个地方的重症患者总数达到108例。取得这些效果的背后是卫生系统医务人员的付出，首先是按照"四集中"原则，集中患者、集中资源、集中专家、集中救治，这三个地方都安排了综合能力强的医院作为定点医院，接收新冠肺炎患者。同时，我们聚集了强有力的医疗资源。我们派出的国家级专家就有60多位，在这三个地方，国家级专家与省级专家和当地医务人员一道来全力救治患者。此外，我们每天针对一些重点的重症患者还安排了线上会诊，为一些特殊患者，特别是一些危重症患者提供更好的诊疗方案。所以"四集中"是提高治愈率、降低病亡率非常有力的原则和措施。第二个措施是坚持关口前移，精准施策，多学科的诊治。现在所有无症状感染者，集中在定点医院进行医学观察；对于轻症患者，每天进行精心观察、干预，同时选择了一些预警指标，对预警指标进行监测，一旦指标有改变马上进行干预，防止轻症转重症；对重症患者坚持多学科团队，不仅有感染、呼吸、重症专家对新冠肺炎的救治，同时针对一些老年人的基础病和其他疾病也组织了相应专家，多学科诊疗，实施"一人一策"，为患者提供最佳的诊疗方案。第三个措施是坚持中西医结合。这三个地方我们都派出了强有力的国家级中医团队与当地的中医团队一同加强中西医结合，充分发挥中医药的独特作用，治疗效果还是非常好的。目前治疗工作总体平稳，少数患者因年龄比较大，有一些基础病，还处于僵持阶段，但大部分患者的病情是稳定的，我们在救治上积累了一定的经验，通过规范诊疗，相信不久之后我们的患者都会取得很好的治疗效果。在此我想强调一下，无论是国家级的医疗专家，还是当地医务工作者，都在全力以赴救治患者，不放弃任何一个希望，他们舍弃了很多与家人团聚的机会。随着治疗的持续，有些医务人员还会继续坚守在岗位上，坚守在患者身边，在此也要向全体医务工作者致以节日问候，对他们的付出表示感谢和由衷的敬意！谢谢。

中国日报记者：很多老家在外地的职工要留在苏州过年，加上本地的居民，势必会给苏州春节期间的市场保供带来一定的挑战，请问苏州市政府在这方面有哪些安排和考虑？谢谢。

曹后灵：外地职工一下子留在苏州这么多，确实会对苏州的市场供应带来一定挑战。我们考虑要把疫情防控、市场保供和促进消费有机地结合起来，突出两个关键词：保供、线上。"保供"方面主要是备足货源。春节期间蔬菜等副食品每天可以安排上市的总量1.2万吨，这个数字比平时增加了 50%，包括蔬菜、猪肉、水果、水产、冰鲜禽类、干货、豆制品、冻品等。我们还强调保供要制定应急预案，对价格的问题要把控好，对价格和销售落实日报制度，保证鲜活农产品货源充足。"线上"方面，我们举办"双十二苏州购物节-年货节"，对接一些大的线上平台开设苏州年货节购物专区，发放购物补贴、让利红包超过 10 亿，用新业态、新模式、新技术来赋能线上消费。通过"线上订单、线下送货"的方式，既充分挖掘消费潜力，又要疏解采购年货有可能带来的人员集聚风险。组织引导大型的电商平台和餐饮企业推出"年夜饭在家吃"活动，方便市民采购年夜饭的半成品、成品，帮助市民把"饭店、美味搬回家"。谢谢。

浙江日报天目新闻记者：2021 年义乌市留人过年的政策被网友誉为"高分答卷"，请问义乌市政府除了之前公布的 17 条措施之外，有没有相关保障措施，保障就地过年群众的权益？谢谢。

王健：谢谢您的提问。我市出台了 17 条重点举措，归纳起来主要是打好"三张牌"。一是打好"政策牌"。发放每人 500 元的消费券，每人 20G 手机流量包，给予每家餐饮单位 3 000 元到 10 万元的补助。此外免费乘坐公交车、免费停车、免费观看文艺演出、健康体检享受 5 折优惠等福利，积极保障外来建设者"吃住行游购娱"等需求。二是打好"就业牌"。积极搭建企业间员工共享平台，发布"留在义乌"春节招聘专区、开展"春节开工不打烊"线上招聘，保障春节期间用工、务工需求。三是打好"暖心牌"。与全国 90 个县市区联合，通过媒体连线、云端团聚等方式，为外来建设者寄家书、传问候、解思念。开展免费冬令营、"共吃年夜饭""流动家宴"等活动，丰富儿童假期生活，营造浓厚的过年氛围。除此之外，我们重点做好三方面保障。一是做好服务保障。全市机关事业单位实行就地过年，所有便民服务窗口、党群服务中心正常开放。组织党员干部、志愿者等为留义人员提供代跑代办、免费邮寄亲情包裹、结队帮扶等服务。目前在义外来建设者当中,99% 的党员、88% 的环卫工人、99.7% 的医护人员带头主动留义,保障城市有序运行。二是做好权益保障。包括开展"根治欠薪"专项行动,切实保障农民工合法权益。关心关爱困难外来建设者,及时提供救治帮扶,落实公益性就业岗位,加强消费者权益保护,所有镇街消费投诉处置点"不打烊"等举措。三是引导企业做好保障。如部分建筑企业为来义探访的职工家属提供"团圆房"。如我市澳升拉链这家企业,除了为留义人员发放每人 1 000 元的额外补贴,还有上调工资、带薪休假等暖心福利。目前该公司留义人员比例超过 80%。至于是不是"高分答卷",现在还为时尚早,最终还得留义过年的外来建设者说了算。我们一定认真抓好各项政策和服务保障措施的落地落实,努力交出一份"高分答卷"。谢谢。

中央广播电视总台央视中文国际频道记者:对于春节期间仍然在坚守岗位的一些务工人员有没有提供补助? 薪酬补助的标准是按照国家法定节假日标准还是会有额外补助? 谢谢。

曹后灵:我们是按照国家法律严格执行,当然企业会根据自身的情况,可能会做得更好一点。谢谢。

澎湃新闻记者:2020 年春节之后,全国有一些企业面临着"用工荒",因为异地务工人员无法及时返岗。请问苏州 2021 年会采取哪些措施避免春节后再出现"用工荒"难题? 谢谢。

曹后灵:谢谢您的提问。刚才给大家报告了数字,2021 年留苏的外来建设者占到 60% 左右,并且还会有很多的职工节后要返回。我们出台了政策,有政府层面也有企业层面的,所以我想从几个方面回答你的这个问题。一是鼓励企业主动留人。支持倡导企业出台各种奖励措施,组织开展各种丰富多彩的过年暖心活动,包括发放"留岗红包"、改善就餐条件、就近安排文艺活动等,以岗留工、以薪留工、以情留工。例如我市吴江一家民营企业,是中国500强,员工14 000多人,在苏州的员工有9 500多人,外地员工春节留岗率达到85%,除了节假日工资以外,还对留在苏州过年的员工给予"本地过年"一次性奖励、坚守岗位奖、春节当月超满勤奖励等,员工最高可以获得5 700元的留岗奖励;除此之外,还为外地员工精心组织了包饺子、篮球赛、大片不停播、好歌不停唱等"心系员工,情暖春节"系列活动。还有昆山一些企业也做得非常好。但集团出了意见,下面还有六七十家公司,需要人力资源核实,财务部门发放,能不能最后保证发到位,也需有审计部门督促落实。二是政府补贴企业留人。第一,对春节期间重点企业安排外地职工留苏过节的,给予每人500元留苏补贴。第二,对2月份重点企业吸纳首次来苏就业的外地劳动力并稳定就业3个月的,给予每人500元的来苏就业补贴。第三,率先兑现发放稳岗返还资金。2020年,苏州向27.77万户次企业,发放了稳岗返还资金近27亿元,惠及职工410多万人次,这是将失业金还给企业。2021年,我们还要做这件事情,采用"免申请"经办模式,首批稳岗返还资金已拨付到企业账户。还创新推出"留苏优技"线上培训项目,对重点企业在2月份组织留苏职工参加线上培训并且合格的,按照每人300元的标准给予企业培训补贴。三是优化用工平台留人。第一,开发上线了"就在苏州"线上招聘平台,可以让职工快速、精准地找到自己想找的工作。第二,鼓励人力资源服务机构为春节期间重点企业提供用工服务。2月份为重点企业输送外地劳动力达到一定规模的,按照每人500元的标准给予机构补贴,最高不超过30万元。继续开展劳动力资源对接和校企合作,与重点劳动力输出地建立紧密合作关系。开展强化企业用工服务的"八个一"专项行动。四是落实权益保障留人。按照法律法规要求落实好春节期间职工劳动权益保障,做好加班工资的支付并安排好调休补休。谢谢。

中国人口报记者： 过年回家，我们出京前要不要报备？向谁报备？来京过年和年后回京人员怎么进行健康监测？会不会要求强制隔离？社区会采取哪些措施进行监督？回京后的核酸检测费用是自费还是公费？有些问题是有的社区存在没人问、没人管的情况，这种情况应该怎么办？谢谢。

宋淑贤： 您提了一个非常好的问题。首先，我们已经在社区宣传进京返京要求，2021年3月15日之前低风险地区进京返京人员都需要持7天核酸检测阴性证明，到京后需进行14天健康监测，并在满7天和满14天的时候进行两次核酸检测。对于确定出京过年的居民，我们也会提示，提前了解当地的防控政策，并把返京政策和他们说清楚。其次，针对低风险地区来京过年和年后回京人员，我们也会严格落实北京市相关防疫要求，落实健康监测，社区对每一位来京过年和年后回京的人员建立台账，动态更新。在健康监测开始时会发放告知书，说清注意事项。针对不同的人员采取微信、电话或上门等不同方式了解健康状况，有问题第一时间联系社区卫生站。在7天、14天该做核酸的时候和结束健康监测的时候，社区都会通知到这些人员。关于做核酸检测的问题，按照现行防疫要求，低风险地区来京返京的人员在健康监测期间，出行不受限制，居民可提前在家预约或者到现场预约检测。按照北京市的最新政策，北京市民的检测纳入医保支付范围。我们会按照市区两级要求，严格做好卡口的坚守和社区摸排工作。返京人员到家后，我们会第一时间与他联系，现在也请居民朋友来京返京前主动联系所在社区居委会，进入小区后主动进行健康监测。如果存在没有人联系自己的情况，请这部分居民主动联系所在社区居委会。社区是我们的家，社区防控需要大家共同的努力。在这里也希望在京过年或者年后返京的居民朋友遵守相关的防疫要求，支持配合社区工作。我们也会竭尽所能为大家做好服务，共同度过一个安宁、祥和的春节。谢谢。

南方都市报记者：我们关注到，义乌就地过年政策有一条，倡导房东可以给务工人员半个月的房租减免或者延期，看来这只是一个倡议，请问王市长这个倡议怎么落地？另外，义乌对房东会有补贴吗？谢谢。

王健：谢谢您的提问。首先我回应一下，对于房东，政府是没有补贴政策的。怎么来推行这一条倡议呢？一是群众自愿。义乌有句俗语"客人是条龙，不来就要穷"，所以，这次房东的减免租金也是群众的首创。在2020年疫情初期，需要控制人员流动的时候，义乌稠江街道杨村社区的一位房东自发给20余户住在他家里的租户免收了两个月的租金，让他们等疫情稳定以后再回来，所以被广大租户和网友称赞为"中国好房东"。后来在全市党员房东的带头下，越来越多的房东加入免租金队伍，为义乌的疫情防控作出了积极的贡献。房东不计个人利益得失的善举，正体现了义乌人民重义轻利的良好品德，义乌"信誉商城"的良好风尚。2021年同样是杨村社区，拿出了100多万资金给租户免一个月的房租，得到了村民代表大会的全票通过。二是政府引导。我们充分发挥基层党组织作用，发动党员和村社干部上门做宣传引导工作，也涌现了不少好做法。比如说我市义亭镇发挥"和美"道德银行作用，为减免房租的房东增加"和美积分"，这是一种信用积分，它的评价结果和金融授信、推优入党、集体分红等各方面都可以挂钩。我们相信，将会有更多的房东减免租金。感谢对义乌外来建设者的关心。

新华网记者：关于就地过年的问题。2021年为响应国家疫情防控的号召，不少外来务工人员选择不回老家过年，这一群体中农民工群体的情况特别引人关注，现在很多工地都已经停工了，他们平时住的都是板房，吃的也是路边摊，那么在过年期间他们的吃住问题怎么解决？谢谢。

曹后灵：苏州每年建设工程量非常大，所以民工数量也比较可观，特别是建筑工人。虽然建筑工人在外来务工人员总数中占比较小,但是同样需要我们给予很好的关心,我们主要从三个方面进行了考虑。一是给予企业节日专项补贴,鼓励建筑行业企业春节期间稳岗促产。春节期间市级重点设施工程施工企业安排外地员工留苏的,给予企业专项留工补贴,比如昆山补贴700元,相城补贴500元。施工企业落实疫情防控措施产生的实际费用可以列入工程造价成本。对在春节期间稳岗留工方面表现比较好的企业,予以通报表扬,优先推荐他们参与各级各类评先评优。二是提供生活和防疫保障。组织开展建筑行业留苏外地员工生活关爱活动,住建部门、属地政府等主动到留苏工地进行送温暖慰问活动。积极改善外地员工的食宿条件,平时的宿舍、食堂除正常开放外,还要额外增加经费,确保他们吃好、住好,并且要免费提供防疫物资保障。三是组织开展"家在苏州 温暖新春"就地过年志愿服务系列活动,通过"美哉苏州·江南百园百馆行""文艺苏州·江南文化大舞台""成长苏州·节日陪伴共成长""来自苏州·乡音乡情解乡愁""德善苏州·温暖惠民进万家""文明苏州·平安和祥过大年"六大方面提供贴近民生的系列志愿服务项目,力求通过丰富多彩的活动,让外地民工可以领略苏州江南文化的独特魅力。谢谢。

主持人:谢谢,时间关系最后再提两个问题。

中国青年报记者:我们关注到此前国务院联防联控机制对个别地方医院的院感防控不力的情况作出了通报,最近也有地方出现了院内感染,国家卫生健康委此前也曾经表示过对院内感染事件零容忍,请问我们将通过哪些措施实现医疗机构零感染的目标?谢谢。

郭燕红:谢谢这位记者的提问。近期,我们刚刚通报了几家医院发生医院感染的事件,这几家医院发生医院内的新冠病毒感染事件,一是管

新闻发布会实录

74

理措施不到位,二是诊疗行为不规范。我们对相关处理结果进行了通报,目的就是要举一反三、引以为戒,对这样的院内感染事件实施零容忍。医疗机构是非常特殊的机构,也是新冠病毒感染的高风险机构。在疫情防控中,医疗机构一方面承担着"四早"任务,通过早发现、早报告、早隔离、早治疗,可以有效发挥疫情防控作用,也能进一步提高治愈率;另一方面,医疗机构承担着日常医疗服务的重要任务,人民群众的看病就医又是刚性需求。落实好"四早"又做好日常医疗服务,需要医疗机构在管理上、流程上、诊疗行为上严格规范。医疗机构的院感防控工作不仅和医患双方的健康安全相关,而且关系到聚集性疫情的发生,不能成为感染的暴燃点。国家卫生健康委高度重视医疗机构感染的预防和控制,日常就制定了加强医院感染的很多制度规范,在新冠肺炎疫情防控中,对医疗秩序的组织管理、流程规范、重点人员管理和防护都制定了一系列的技术规范。对加强医院感染预防与控制有四方面的重点:第一,要强化医院感染的管理制度,特别是要强调这些制度的实施和刚性约束。第二,覆盖重点部门、重点环节、重点操作、重点人员的一系列预防和控制医院感染的技术规范要能够落地实施,规范全员的诊疗行为。第三,医院感染需要全员参与,管理者、医生、护士等在医疗机构工作的所有人员以及患者和陪护人员的配合都非常重要。所以我们提出住院非必要不陪护,进入住院区域的患者和必须陪护的人员要实行闭环管理,这些都是预防院内感染的重要措施。第四,加强督导检查,对于一些漏洞、一些需要不断完善的地方要及时给予纠正和完善。2020年国家派出了4.26万人的援鄂医疗队,其中有450名专职感控人员,这些专职人员就是通过严格精细化的管理和科学精准的医院感染防控措施确保了医务人员的零感染。所以希望除了医疗机构,全社会都能共同参与到医院感染防控工作中,这既是维护医务人员的安全,也是维护患者的安全。谢谢。

红星新闻记者：众所周知，义乌是我国最大的小商品集散地，请问保障好就地过年群众之外，春节期间对外商品供应和物流、交通是否也有充足保障？谢谢。

王健：谢谢您的提问。我们重点聚焦"三个环节"，全力保障春节期间对外商品供应和物流交通保障。首先，生产供应环节，保障部分企业正常运营。延续生产企业每人 3 000 元的招工、交通等补助政策。这个政策是 2020 年 6 月出台，现在继续延续，鼓励有订单企业正常生产。同时协调产业链配套企业保留部分产能。二是商品展销环节，推动各大市场提早复市。比如义乌国际商贸城，定于农历初九复市，往年一般在正月十二复市，比往年提前 3 天。进口商品市场正月初三复市，较以往提早 9 天。农产品批发市场仅正月初一休市一天，小商品城集团线上数字贸易平台正常运行。三是配套服务环节，确保物流、金融等有序运转。国际海运、邮件等这些运输渠道畅通，义乌鹿港国际邮件互换局等进出口重要平台正常运行，"义新欧"中欧班列春节期间计划每天开 3 列。五大国内物流园区的 11 家大型物流企业正常营业，确保春节期间省际物流干线、省内短途物流畅通。全市 292 个快递网点，占到整个快递网点的 80%，正常运营。建立同城配送应急物流运输车队，各个镇街均设置集货点，保险理赔服务正常进行，银行金融网点营业率在 50% 以上。谢谢。

主持人：谢谢几位嘉宾。今天的发布会，几位嘉宾为我们介绍了人民群众就地过年服务保障的相关情况。后续媒体和群众关心的问题，我们将会继续举行发布会回应关切。今天是小年，国家卫生健康委的"健康中国"政务新媒体从今天开始专门开辟了"健康幸福过大年"专栏，每天更新相关健康知识一直到正月十五，我们一起陪大家过一个健康的中国年。今天的发布会到此结束，谢谢大家！

国务院联防联控机制就春节期间服务保障和疫情防控情况举行发布会

（第5场）

一、基本情况

时　间	2021 年 2 月 10 日
主　题	介绍春节期间服务保障和疫情防控情况
发布人	商务部消费促进司司长　朱小良
	文化和旅游部市场管理司一级巡视员　侯振刚
	国家邮政局市场监管司副司长　边作栋
	首都医科大学附属北京儿童医院急诊科主任　王荃
	中国邮政集团有限公司北京市海淀区分公司中关村支局揽投员　史春华
主持人	国家卫生健康委新闻发言人、宣传司副司长　米锋

二、现场实录

主持人：各位媒体朋友，大家下午好。欢迎参加国务院联防联控机制举办的新闻发布会，近一周，疫情防控措施效果进一步显现，全国连续 3 天无新增本土确诊和疑似病例，现有本土确诊病例连续 15 天下降，相关省份本轮聚集性疫情已经得到有效控制。但随着春节期间人员流动和聚集的增多，疫情传播风险加大，仍然不能放松警惕。重点人群新冠病毒疫苗接种工作顺利推进，截至 2021 年 2 月 9 日 24 时，全国累计报告接种 4 052 万剂次。近期,各地各部门全力做好春节期间人民群众的服务保障工作。今天的发布会我们请来了商务部消费促进司司长朱小良先生、文化和旅游部市场管理司一级巡视员侯振刚先生、国家邮政局市场监管司副司长边作栋先生、首都医科大学附属北京儿童医院急诊科主任王荃女士、中国邮政集团有限公司北京市海淀区分公司中关村支局揽投员史春华先生,请他们就春节期间服务保障和疫情防控来共同回答媒体的提问。下面,进入今天的现场提问环节,请各位记者朋友提问,提问前请先通报所在的新闻机构。

凤凰卫视记者: 2021 年倡导"就地过年",请问商务部,目前全国市场供应情况怎么样?另外,为确保生活必需品的价格稳定、供应充足有哪些措施?谢谢。

朱小良: 谢谢主持人,谢谢媒体记者的提问。今天是腊月二十九,明天就是大年三十,在这样一个非常特殊的时间点,我先向记者朋友们拜个早年,向坚守在各个工作岗位服务保障民生的广大干部职工表示诚挚的问候和衷心的感谢!祝大家新春愉快,新年幸福安康。前一段时间,大家上街买菜,感觉菜价高了、面粉价格涨了,鸡蛋、牛羊肉也贵了。近期,随着疫情防控形势好转,各项保供稳价措施发力,生活必需品供应市场充足,品种丰富。全国大型骨干保供企业米面油可保障供应 45 天以上,蔬菜、肉类供应可动态保障 5~7 天,鸡蛋可保障 20 天左右。我们初步摸排,2021 年全国 36 个大中城市"就地过年"人数比往年增加了 4 800 多万。按照通常情况下每人每天"二两肉、半斤粮、一斤菜"的消费量匡算,完全可以满足"就地过年"群众节日消费需求。临近春节,生活必需品价格在波动中总体趋稳,部分品种回落,有的品种甚至已低于 2020 年同期水平。从我们监测的情况看,2 月 1 日到 7 日这一周,全国食用农产品市场价格比前一周下降了 1%,其中,鸡蛋、蔬菜、食用油批发价格比前一周分别下降 6.4%、1.4% 和 0.2%,面粉价格与前一周持平,猪肉、白条鸡价格同比分别下降了 11.5% 和 0.2%。牛肉、羊肉的价格比前一周分别上涨了 0.3% 和 0.9%,同比涨幅也比较高。为充分做好"就地过年"群众生活服务保障工作,商务部组织指导各地充分研判"就地过年"人口规模变化、市场供需结构变化,因时因势、因地制宜采取得力措施,确保春节期间市场供应量足价稳。一是加强货源组织。北京各大商超的重要民生商品储备量是平时的 2~3 倍,天津提前储备 8 个月的米面油供应,上海加强与外省供应基地的产销衔接,日供应保障能力为猪肉在 8 000 头以上,蔬菜 7 000 吨以上,水产品 1 000 吨以上。二是保证营业时间。我们广泛动员商贸企业春节期间开门营业、延长时间,全国百万商家加入"外卖不打烊"活动,推出外卖年夜饭预定和送餐服务,深圳、四川等地数千家商场、超市延长营业时间。南京市的品牌连锁超市各门店、农产品批发市场、农贸市场在春节期间不休市、不歇业。三是投放政府储备。根据市场需求变化,适时组织投放蔬菜、肉类等政府储备,增加市场供应,稳定市场预期。2020 年 12 月以来,全国商务系统共组织投放中央与地方的政府储备肉 17 多万吨;地方储备蔬菜 80 多万吨,鸡蛋 13 000 多吨。刚才我提到牛肉、羊肉的价格不断上涨,今天我们会同财政部投放中央政府储备牛肉、羊肉各 1 000 吨。四是强化联保联供。建立完善跨区域联保联供机制,组织生活必需品骨干保供企业,及时向河北调运 2.9 万余吨生活物资。制定《北京市生活必需品保供工作方案》,力保首都重要生活必需品量足价稳。精准指导黑龙江、吉林等疫情地区生活必需品保供工作。五是便利年货置办。会同有关部门开展为期一个月的"2021 年全国网上年货节"。江苏餐饮协会发布首批包括 500 家企业和 2 000 个门店的"年货到家"实体名单。上海市各区政府发挥全市 482 个"平价肉"专柜和 502 个"平价菜"专柜保基本功能,满足低收入群体基本消费需求。六是加强疫情防控。印发新版商场超市、农贸市场、餐饮、展览、住宿、家政等 12 个行业疫情防控技术指南,督促商贸企业细化工作措施,筑牢疫情防线,确保万无一失。我们要求商贸企业既要严防严控,又要保持商务为民的初衷,对老年人等特殊群体采取帮扶措施,体现人文关怀。七是监测市场动态。每日跟踪全国 185 个大型农产品批发市场交易量与批发价格,启动 36 个大中城市春节期间市场供求状况日监测制度,掌握底数,及时发现并处置市场异常波动。谢谢。

新华社记者: 日前文化和旅游部发出提醒,强调春节出游要做好个人防护,减少旅途风险。想请问一下,春节期间国内各旅游景区开放情况如何? 假期出游有何提示? 谢谢。

侯振刚: 谢谢这位媒体朋友的提问。春节是中华民族最重要的传统节日,也是大家享受生活之美的时刻,要放松心情,但是绝对不能放松安全防范。文化和旅游部也多次发出提示,出游时一定要注意以下几点:一要增强防疫意识,合理安排行程,坚持非必要不流动、非必要不安排出境旅游,不前往国内中高风险地区旅游,减少不必要的出行。二要提升防范意识,注重个人防护。出游期间要遵守旅游出发地、目的地疫情防控规定,做好自我防护,戴口罩、勤洗手、少聚集、勤通风,养成"一米线"的好习惯。三要树牢文明意识,健康绿色出游。讲究卫生、拒食野味,落实光盘行动,杜绝舌尖上的浪费,自觉减少一次性物品使用,做好垃圾分类,文明出游。我也希望在座的各位媒体朋友们多宣传,让这些提示深入人心,共同努力让我们过一个欢乐祥和的春节。关于春节期间国内旅游景区的开放情况,各地旅游景区按照文化和旅游部的总体部署,认真落实"既要牢牢守住疫情防控底线,也不能一笑了之"的具体要求,在当地党委和政府领导下有序开放。据统计,春节期间,除北方部分地区旅游景区季节性关闭,以及个别地区因疫情防控要求临时关闭外,全国 80% 的 A 级旅游景区正常开放,基本做到了"应开尽开"。各地 A 级旅游景区将按照"限量、预约、错峰"的原则,有序做好景区开放各项工作,保障群众春节假期的旅游休闲需求。谢谢。

中国邮政报记者："就地过年"的倡议发出以后，我们发现寄递年货的需求大了，我们也看到很多快递公司宣布"春节不打烊"。请问，邮政快递业是如何做好春运期间服务保障工作的？谢谢。

边作栋：谢谢这位记者朋友。这位记者朋友说得非常对，2021年春节前后的客流量较往年是下降的，但是快递量较往年相比有明显的提高。今年只用了38天的时间，全国的快递量就已经达到了100亿件，从腊月初八开始到目前的20多天的时间，快递业务量较去年的农历同期增长了30%，在刚刚过去的农历小年，也是一个业务的高峰，据我们掌握，现在业务量正在呈下降的趋势。根据历史的经验，春节初一到初七平均每年的快递业务量不到日常水平的10%，今年的情况，我们预计会有所变化，预计今年初一到初七的业务量，平均每日的业务量会翻一番，也就是达到日常水平的20%左右，达到平均每天7 000万件上下。为了应对这种情况，国家邮政局按照中央办公厅、国务院办公厅《关于做好人民群众就地过年服务保障工作的通知》要求，按照不打烊、不休网、不积压的主基调，要求全系统全行业结合今年的春节消费情况，做了日处理1亿件的服务能力储备，按照这个储备科学地安排生产运营，做好网络购物和生活必需品的寄递服务。目前已经有多家快递企业宣布春节不打烊，在往年做到不打烊的邮政、顺丰、京东3家企业的基础之上，今年通达系的快递企业也积极参与，比如说像中通快递的服务保障和能力储备做得也很不错。当然，快递小哥辛苦了一年，也需要休息，为此我们也要求企业要统筹安排好生产经营和员工的休假，合理安排春节期间的调休，鼓励以岗留工、以薪留工，为留守的员工提供激励政策和各种福利。春节期间，预计全行业在岗人数在百万人以上。同时，也想和大家交流的是，受疫情管制和自然天气等因素的影响，在一些局部地区和特殊时段，可能快递在服务深度和服务时限上存在一些不尽如人意的地方,希望大家能够给予宽容和理解。俗话说,家书抵万金,快递暖人心,全行业将尽最大努力,把春节期间的寄递服务保障工作做好,为广大用户顺利收到年货、愉快度过春节做好服务保障。谢谢。

香港中评社记者: 按照疫情防控的要求和"就地过年"的倡议,2021年各地将有大量的人口在常驻地度过春节。请问,文化和旅游部对于春节期间的文化艺术活动都有哪些安排? 谢谢。

侯振刚: 谢谢这位记者朋友的提问。文化和旅游部坚决贯彻落实党中央、国务院的决策部署,立足人民群众"就地过年"的需要,在做好常态化疫情防控的前提下,努力在推出针对性产品、提供高品质服务、创造更安全环境上下功夫,做到"保障不将就、年味不打烊"。一是创新产品和服务形式。文化和旅游部组织国家艺术基金、国家京剧院等直属单位,携手中央广播电视总台、学习强国、抖音、微博等媒体单位和平台,推出了多项线上产品和服务。国家艺术基金将举办"奔小康·过大年"线上活动,演播民族舞剧《草原英雄小姐妹》、歌剧《大汉苏武》等20台优秀舞台艺术作品。国家京剧院以"陪父母看大戏"为切入点,组织实施京剧经典剧目《龙凤呈祥》云演播项目。中央芭蕾舞团将举办经典芭蕾舞《过年》线上直播。同时,文化和旅游部支持各地用好信息技术,促进线上线下融合,提供更多线上演播、云展览、云旅游等非接触少聚集的产品和服务。二是丰富产品和服务。精准把握"就地过年"的群众需求,鼓励各地开发都市游、近郊游、乡村游、自驾游、春节主题游等旅游产品,满足群众旅游休闲的需要,继续办好"三下乡""文化进万家""文化迎春·艺术为民""非遗过大年"等服务基层的文化活动。组织全国"村晚"示范展示活动,选取示范展示点进行网络接力直播。三是毫不放松地抓好疫情防控工作。文化和旅游部要求各地文化旅游行政部门和市场主体严格落实疫情防控责任,坚持依法防控、科学防控、联防联控,防止疫情通过文化和旅游活动传播和扩散。加大疫情的防控宣传,通过在景区、文化场所等地设置提示牌、播放宣传片等形式,帮助公众了解和掌握疫情的防控知识。四是坚持不懈地强化安全管理工作。深入开展安全隐患排查整治,做好旅行社和在线旅行企业,重点场所和重要部位节庆活动安全管理工作,加大文化市场执法力度,加强文化和旅游市场的执法检查,严格查处各类违法违规案件,规范市场秩序,维护游客的合法权益。希望以上这些丰富多彩的文化旅游活动以及保障措施,能让广大人民群众无论身在何处,都能过一个快乐、安心、精彩的春节假期。谢谢。

中央广播电视总台央视记者: 春节是我们的传统节日,各地有很多风俗还有一些欢庆的方式,想请问一下在春节假期有什么特别需要大家关注的安全事项? 谢谢。

王荃: 谢谢您的提问。的确如你所说,春节是我们最重要的传统节日之一,所以我们有非常多的庆祝方式,在这儿我的确有一些想提醒大家关注的。首先,我们要避免烟花爆竹伤。在春节仍然有一些地方会燃放烟花爆竹,一是我们必须购买合格的烟花爆竹,并且一定要在指定的区域内燃放。二是如果家中会存放烟花爆竹,一定要妥善保管。三是燃放前建议大家对周围的环境进行评估,并且保证周围环境是安全的,我们不建议让孩子,尤其是14岁以下的孩子,独自去燃放烟花爆竹。如果孩子要去燃放烟花爆竹,家长一定要提醒孩子在点燃以后迅速撤离到安全区域,以免被误伤。四是要告诫孩子不能手持烟花爆竹,也不要把爆竹放在塑料瓶或者玻璃瓶等容器内,更不能放到窨井里去燃放,这个是非常危险的。五是家庭最好不要购买大型的烟花爆竹,以免发生意外。六是遇到哑炮一定不要立刻去查看,应该在间隔10~15分钟以后再去查看。同时如果发现有路人经过,应该告诫路人远离这个哑炮。七是不要用脚踢哑炮,尤其是在燃放过后可能会有一些燃放的残余物或者灰烬,以免发生危险。八是带孩子观看烟花爆竹的燃放时,也应该在一个相对安全的位置,比如说尽量处在上风口去观赏烟花爆竹,比较小型的烟花,一般距离5~10米,如果是非常大型的烟花爆竹,大家应该距离20米以上,这样才能保证我们的安全。九是看护好孩子。我们每年收治的烟花爆竹伤的孩子,多多少少都是因为家长在对孩子的看护过程中,没有做到不间断、不分心和有效看护。十是远离烟花爆竹燃放地点。带孩子经过燃放烟花爆竹地点的时候,请尽量远离,如果孩子发生了严重的烟花爆竹伤,一定要及时拨打急救电话,尽快把孩子送到医院。这是烟花爆竹的问题。其次,要注意饮食健康和安全问题。一是在春节期间,建议大家尽量减少聚餐聚会,外出就餐应该选择卫生条件合格的正规饭店。二是一定要通过正规的途径去购买合格的产品。三是避免接触活禽,动物性的食品一定要煮熟、烧透。生食和熟食一定要分开制作。四是食物品种要多样化,蔬菜、水果一定要洗净削皮。五是饮食要节制,不要暴饮暴食,尤其是要避免食用过多的刺激性食物,这里面还包括过甜、过咸和过油的食品。六是饮酒要适度。七是要避免去食用时间太长的剩饭剩菜。八是家里如果有孩子的话,除了刚才说的要保证食品的多样化,多吃蔬菜水果,还要让孩子多喝水,保证荤素搭配、粗细搭配。特别想提醒大家的有一点,我们建议3岁以下的孩子不要吃完整的坚果,如果一定要给孩子吃,请打碎后再喂食孩子。另外,在给孩子喂食的时候,一定要让他养成良好的进食习惯,古人讲"食不言寝不语",不要在给孩子喂食的时候去逗弄孩子,或者孩子在跑跳过程中一定要追着去喂他,因为这种情况下非常容易发生食物误吸导致窒息。如果孩子不幸发生了窒息,家长一定要及时拨打急救电话,在急救医生的指导下进行现场急救,这个非常重要。谢谢。

澎湃新闻记者: 我有一个问题想问一下中国邮政的揽投员,因为往年临近春节时,很多快递员都放假了,快递也不发货了,但是2021年情况比较特殊,大家都留在原地过年,可能快递需求会多一些。请问,快递员留岗情况怎么样?跟往年相比有哪些变化?想问一下你们公司对于留岗的快递员有没有哪些鼓励措施?谢谢。

史春华: 大家好,我叫史春华。我是2011年当快递员的,每年快递春运我都参与了,2021年是第10年。往年大家回家过年,我们投递的包裹都是服装、化妆品、礼品一类的,今年大家响应政府号召就地过年,我们投递的包裹也发生了变化,主要是以农产品、生活用品、水果蔬菜一类为主。我们中关村营业部有51人,除2个同事回家以外,其他全员在岗。我是河北保定人,每年除夕都是在家过年,和家人一起吃团圆饭。今年我在北京过年,我的家人也特别支持我,既响应政府号召,同时也能多一些收入,我也特别期待和我的同事年三十晚上过一个不一样的除夕。我认为我们每个人尽一份心、尽一份力,疫情终将过去,我们的生活也会恢复成原来的样子。谢谢。

中阿卫视记者: 目前许多国家已经开始大规模接种新冠病毒疫苗。请问,接种完疫苗的外国人或者华人从国外来中国,还需要隔离吗?具体的政策是哪些?谢谢。

米锋: 谢谢你的提问。事实上,在之前的联防联控机制发布会上曾经对类似的问题进行了回应,目前按照中方的规定,来华人员无论是外国人还是中国人,入境后仍然需要按照规定进行相应的隔离,现在国际社会也正在推进新冠病毒疫苗的接种工作,中国的远端防控措施也将结合新冠病毒疫苗的接种因素给予考虑。我想强调的是,接种疫苗以后,大多数人会产生抗体,能够有效地预防发病,但是仍然有少数受种者可能不产生抗体或者抗体的滴度不够,仍有可能被感染,甚至有的还可能成为传染源，所以建议即使接种了疫苗，仍然需要按照目前的防控措施、防控规定来进行相应的处理。谢谢。

中国青年报记者：2021年就地过年的人多了，可能很多人在假期会选择带着孩子自驾或者乘坐公共交通工具在周边游玩，请问大家应该注意哪些安全事项呢？谢谢。

王荃：谢谢您的提问。的确，2021年春节国家是建议"就地过年"，但是大家仍然有可能会近距离出行或者出游，而且的确可能以自驾车为主，尤其是家里有孩子的话。所以在这儿我有几点想要提醒大家：首先，各位家长朋友一定要严格遵守交通规则，同时要教育孩子严格遵守交通规则。出行前要确保交通工具性能是完好的，而且一定要杜绝酒后驾驶，要避免疲劳驾驶。第二，如果带孩子自驾车出游，一定给孩子配备合格的、适合孩子年龄、体重、身高的儿童乘车安全约束系统，包括安全座椅、增高垫和安全带。一是正确使用儿童安全座椅，在道路交通伤害中可以大幅度降低孩子的致伤率和致死率，所以我们建议1岁以下的孩子应该使用后向式的儿童安全座椅，1岁以上使用前向式的儿童安全座椅，并且把它正确地安装在车子后排位置。36公斤以下的孩子不建议直接使用汽车安全带，如果孩子体重在15到36公斤之间，我们建议使用安全增高坐垫，如果孩子体重大于36公斤，同时他在乘车时后背能够和汽车椅背贴紧，在贴紧的状态下，他的脚和膝盖能够自然从座椅的边缘弯曲，同时他的双脚能够自然平放在车的底板上，同时能保证在整个行车过程中基本处于直立的位置，这个时候可以考虑给他使用安全带，否则不能使用成人的安全带。二是当孩子上车以后，一定要养成习惯，孩子上车就要落下儿童安全锁，这个非常重要。三是要提醒大家的是，12岁以下或者是1.4米以下的孩子不能乘坐副驾驶，否则一旦出现碰撞，孩子极有可能受到非常严重的损伤。四是不管距离长短，都不能抱着孩子乘车，更不能抱着孩子开车，否则即便是在低速行驶的状态下，一旦发生碰撞，您也根本抱不住孩子，孩子会受到非常严重的伤害。五是在车辆行驶过程中，不要让孩子的肢体伸出车窗或者天窗。六是尽量不要在行驶过程中给孩子喂食，以免发生误吸而导致孩子窒息。七是不管时间长短，都不要把孩子单独留在车里，因为这样的教训实在是太多了。八是车停好以后也不要急于让孩子下车，一定要保证周围环境是安全的，再带孩子下车。还想提醒各位司机朋友的是，当您在启动车子之前，请您一定要确保车子周围没有孩子，您的盲区内没有孩子。其实除了汽车之外，还有几句话想提醒，关于自行车和电动自行车的事情。大家都知道，12 岁以下不能单独骑自行车，16 岁以下的孩子不能骑电动自行车独自上路，这是违反交通条例的。大家在骑行或者载人的时候，一定要给自己和孩子佩戴合格的而且适宜孩子的安全头盔，骑行结束的时候，电动自行车一定要把钥匙拔出来。还有就是儿童玩滑板车或者轮滑的时候，也应该给孩子佩戴合适的护具和安全头盔。简单地说一句，只要孩子在跟带轮子的代步工具打交道的时候，不管是几个轮子，都麻烦您给孩子配备上适宜他的安全保护装置。至于乘坐公共交通工具外出，刚才侯先生也提到了，在这个过程中应该坚持佩戴好口罩，而且建议家长一定要给自己和孩子准备一个备用的口罩，以防不时之需。另外，在路上我们应该保证自己和孩子的手卫生，不要让孩子用不干净的手触摸他的眼、口、鼻，避免污染，还有，一定要和周围的人保持安全社交距离。主要内容就是这些，谢谢。

中新社记者：商务部最近开展了"网上年货节"和"线上年夜饭"活动，想问一下活动的情况和效果是怎么样的？谢谢。

朱小良：谢谢您的提问，谢谢对我们工作的关注。为方便群众网上采购年货、疏解人员聚集压力、减少疫情传播风险，商务部会同相关部门指导地方和企业开展了"全国网上年货节"活动。活动开展 20 多天来，进展顺利,取得了积极的成效。到现在为止,网络零售额已经超过 7 000 亿,在线餐饮销售额同比增长了近50%;一些实体零售企业线上销售占比达到2020年农历同期的3倍,带动整体销售额大幅提升。主要有以下几个特点:一是市场供应足,让群众乐享消费。相关企业切实加大米面油、肉蛋菜、方便食品等生活必需品及口罩、消毒液等防疫物资备货量,加强末端配送运力,确保节日供应充足。各大电商平台纷纷联合餐饮企业推出年夜饭网订店取、配送到家、上门烹饪等多样化服务。许多企业坚持春节不打烊、春节也送货,让大家在网上欢欢喜喜过新年。二是促销措施实,让群众实惠消费。参与活动的企业纷纷推出优惠券、满减、秒杀等促销措施,让老百姓真正享受到实惠。一些地方还联合企业为就地过年的群众发放消费券,鼓励企业针对留守老人、儿童等群体推出平价年货大礼包,让群众安心暖心就地过年。三是防疫措施严,让群众放心消费。指导督促企业严格落实疫情防控措施,规范商品入库、分拣、配送等环节防疫程序,定期对相关设施设备、仓储库房、库存商品等进行清洁消毒,为一线员工发放防疫物资、接种疫苗,定期进行核酸检测,保障群众消费安全。谢谢。

南方都市报记者: 最近有很多媒体报道,在快递的冷链和其他物品的表面检测到了新冠病毒阳性,想请问一下邮政快递行业怎么应对这种风险? 做了哪些工作? 谢谢。

边作栋: 谢谢这位记者朋友的提问。这个问题确实非常重要,我想大家也非常关心。为了做好疫情防控工作,让大家更加放心地使用快递服务,国家邮政局也是按照国务院联防联控机制的要求,制定了行业疫情防控操作指引,到目前为止已经是第六版了。具体要求可以简单地跟大家沟通一下。一是要求对邮政快递的对外营业场所、邮件快件处理场所、内部办公场所都要进行定期的通风和消毒,对从业人员的健康状况每天都会进行监测和登记。二是对于进口的邮件和快件,我们都会第一时间开展消毒,一般是用消毒液在表面进行喷洒,静置一段时间再进行分拣操作。三是对于大家关心的进口冷链食品的邮件快件,我们都会配合海关和防疫等部门做好检验检疫、样本采集和消毒消杀。像进口冷链报关单据、检验检疫证明,这些都会进行严格的查验,而且对于处理相关快件的人员、车辆等信息都会如实登记。而且我们也要求在处理的过程中是不能够擅自打开商品外包装的。此外,目前我们也要求企业要根据自己的件量和人员规模,储备充足的疫情防控物资,包括消毒设备、消毒用品、口罩、手套、洗手液等等,并且是按照每工作4到6个小时更换一次口罩的频率,定期免费发放口罩。全行业也正在按照国务院联防联控机制的要求,稳妥有序地做好疫苗的接种工作。比如像北京,已经完成了为5万名快递小哥接种疫苗的任务,其他地区也正在按计划、有步骤地为快递小哥接种疫苗。所以我们还是想请大家放心,在春节期间可以放心地使用快递服务。谢谢。

中央广播电视总台财经节目中心记者: 我们都知道春节是我们传统的消费旺季,但是2021年的春节情况比较特殊,受疫情的影响,老百姓的购物需求和消费习惯都发生了一些变化,请问商务部2021年的节日消费市场有着怎样的新变化和新亮点?谢谢。

朱小良: 谢谢您的提问。春节是中华民族最重要的传统节日,也是一年中的消费旺季,2021年有许多群众选择就地过年。从我们目前掌握的情况来看,节日消费市场也确实呈现出一些新的变化、新的特点:一是网购年货成时尚。食品、年俗商品等传统年货持续热销,家乡风味特产尤其受到青睐,网购成为越来越多人置办年货的选择。1月下旬以来,全国实现网络零售额超过7 000亿。过年不回家,快递传乡思,外地工作人员与家乡亲人互寄年货特产成为时尚,一些电商平台的异地订单量同比增长 50% 以上。刚才邮政部门的同志也介绍了,我们 1 月份全国快递业务量同比增长 1 倍多,2021 年前 40 天业务量已经突破了 100 亿件。二是大宗商品消费旺。除了传统年货热卖,汽车、家电、数码产品等大件商品销售也十分红火。以汽车为例,汽车零售额占限额以上单位商品零售额的比重接近 30%,占全口径社会消费零售总额比重达 10%。最新数据显示,1 月份全国汽车销量同比增长近 30%,其中新能源汽车销量增长 2.4 倍,手机出货量同比增长 93%,其中 5G 手机占了 68%。商务部重点监测的零售企业家电销售额同比增长 12.6%。三是绿色健康成潮流。随着生活水平提升,居民绿色消费、健康消费意识不断增强,绿色有机食品、卫生防护用品、杀菌消毒电器、运动健身器材等商品热销。一些电商平台跳绳、拉力器、哑铃等宅家便捷健身器材销量同比增长 80% 以上,洗碗机、扫地机器人、按摩仪等销量也呈现快速增长的态势。四是餐饮外卖受青睐。许多群众选择在家吃年夜饭,广大餐饮企业也积极顺应这种需求变化,推出年夜饭套餐、半成品年夜饭等外卖服务,让人们在家也能享受到大厨级的美食。最近这 20 天,我们重点监测的在线餐饮平台年夜饭销售额同比增长 1 倍左右。五是就近休闲受欢迎。"就地过年"带火城市周边游、短途自驾游,大中城市郊区度假酒店、民宿等预定火爆。许多地方公园景区免费开放,博物馆、图书馆延长闭馆时间,多部国产电影即将上映,逛公园、参观博物馆、读书充电、看电影也将成为许多群众的过年选择。据统计,春节档电影预售票房已超过 7 亿元。总的来看,春节消费市场在确保安全有序的前提下,供给丰富、销售红火、年味浓郁、亮点突出,为今年消费市场开了一个好头,也为全年消费平稳健康发展打下了坚实基础。谢谢。

人民日报健康客户端记者:快递小哥您好,请问您目前每天要送多少件邮件包裹?工作中遇到的最大的困难是什么?冬季疫情快递是高危行业,请问你们有哪些防控措施,来确保用户和自己的安全?谢谢。

史春华： 大家好，我每天平均投递包裹 200 件左右，现在我们遇到的最大困难还是有些大厦不能上楼投递，只能在楼下打电话等待用户下楼取件，这样既耽误时间，而且冬天也特别冷。所以我希望我们在符合防疫要求的情况下能够上楼投递，这样能让用户早一点收到快递，同时我们也能多送一些。我们营业部每天上班、回班都要进行体温测量登记，三轮车进行消毒。同时我们的邮件也是在处理中心经过消毒后，由我们送到用户手中的，所以请大家放心。同时也提示大家，拆完快递要洗手。谢谢。

东方卫视记者： 2020 年受到疫情影响，剧场、图书馆、文化馆、博物馆等都实施了较长时间的闭馆措施，请介绍一下在 2021 年春节期间，公共文化活动场所和文博机构的开放情况。谢谢。

侯振刚： 谢谢这位媒体朋友的提问。为满足春节期间群众精神文化生活需求，2021 年低风险地区的公共文化活动场所和文博机构在落实疫情防控措施的前提下，按照"限量、预约、错峰"的原则，均有序开放，保障开放时间，并进一步加强了公共文化服务和产品供给，线上线下为群众提供服务。全国各级公共图书馆联合开展"网络书香·阅见美好"主题新春活动，向公众推荐优质精品的数字资源。推出了"新生活·新风尚·新年画"——我们的小康生活主题征集展示活动。春节期间，江苏苏州、天津杨柳青、山东潍坊等传统年画产地，以及山东省文化馆等单位还将举办联展巡展活动，让群众感受传统文化之美。各地还继续开展"博物馆里过大年"系列活动，公众既可以走进博物馆，也可以通过 VR 漫游和视频云游开展文化之旅。在这里我也再次提示大家，由于公共文化场所和文博机构室内空间较多，部分疫情防控措施可能会给大家的参观游览增加一些环节，但这是疫情防控的需要，所以请大家理解，希望大家遵守公共秩序，戴好口罩，自觉与其他游客保持安全距离，文明参观游览。谢谢。

主持人：时间关系，最后再提两个问题，请继续提问。

中国日报记者：我们关注到前段时间猪肉和蔬菜的价格有所上涨，明天就是大年三十了，请问商务部怎么保障广大城乡居民春节期间的节庆消费需求？谢谢。

朱小良：谢谢您的提问。正如你所说，受供需偏紧、前期寒潮天气、成本增加、国际传导等一系列因素的综合影响，前一阵子食用农产品价格出现了阶段性、季节性上涨。近期随着供应增加，价格逐渐趋稳。今天是腊月二十九，明天开始春节假期，节前集中采购高峰应该说基本结束，进入到即时消费的阶段。一些大中城市有不少群众就地过年，将带来消费需求结构的变化。为切实保障群众春节期间生活消费需求，我们将进一步做好以下几个方面的工作：第一，要把疫情防控放在首位。按照"外防输入、内防反弹"的总体要求，毫不放松抓好疫情防控，这是我们做好保供稳价工作的前提和基础。督导各地履行疫情防控责任，完善各项措施，督促商贸流通企业严格落实防疫要求，按照疫情防控技术指南，确保防疫工作落细落地。第二，做足应急保供准备。充分估量各种突发情况，制定应急预案，指导各地完善联保联供机制，加大米面油、肉蛋菜等商品的储备供应，加强产销衔接，落实货源保障，以备不时之需。第三，畅通物资流通调运。充分发挥协调机制的作用，节日期间我们将与公安、交通运输等部门加强沟通协调，及时解决生活物资运输受阻问题，确保"大动脉"和"微循环"畅通。第四，引导企业正常营业。倡导超市、批发市场、生鲜电商、物流配送等商贸企业正常经营、不打烊。鼓励各地通过减免房租、提供职工加班补助等形式，支持商贸企业节日期间延长营业时间，满足群众生活消费需求。第五，加强节日市场监测。我们会密切关注疫情形势，密切关注就地过年人口变化，密切关注物资流通，密切关注生活必需品市场供求、价格等指标运行情况，做到心中有数。我们将会同各部门加强协调指导,压实属地责任,发挥骨干企业作用,切实做好春节保供稳价工作,让广大人民群众过一个祥和欢乐、安全健康的春节。谢谢。

红星新闻记者:2021年春节期间,大家待在家里的时间可能会比较长,所以想请问一下还有哪些需要特别注意的安全问题?

王荃:谢谢您的提问。因为春节正值冬季,也是我们的取暖季,大家在家待的时间是比较长的,所以在此期间,首先,我们应该谨防煤气中毒,也就是一氧化碳中毒,对于家庭来说,要正确使用燃气、炉灶等等,而且我们要定期去维护和检修管路,防止管路发生松动、老化或者脱落等等。另外想提醒大家的是,如果炉灶上有火的话,周围应该有人,以防止汤水溢出以后把火扑灭了发生漏气。在使用燃气或者炭火的时候,应该保证室内是通风的,而且应该保证排烟管或者烟道通畅,避免倒灌情况的发生。不用火的时候,我们应该及时关闭火源、气源等等,不要在密闭的空间内点燃炭火盆或者吃炭火锅。另外还想提醒大家的是,不要长时间待在密闭的汽车内,而且这个汽车还是在使用发动机进行取暖甚至是在汽车内睡着了,这种情况下一样可能会发生一氧化碳中毒。想提醒各位的是,如果一旦发现或者怀疑有一氧化碳中毒,一定要及时打开门窗,保证空气的流通,要进行通风换气,而且应该及时让中毒人员离开中毒的环境,把他转移到通风良好、空气新鲜的环境中去。同时,一定别忘了及时拨打急救电话。还有,我们可以松开他的衣领或者裤带来保证呼吸道的通畅,如果当我发现中毒的人呼吸心跳已经停止了,一定要现场就开始进行心肺复苏了。其次,我想提醒大家注意居家安全的问题,一定要收纳好家里的药物和消毒剂,家长一定要把药物放在孩子接触不到的地方,我们已经反反复复说过很多次了,但是仍然有不少在节日期间前来就诊的孩子。一是家里应该定期清理过期的药物,把成人用药和儿童用药分开存放,尤其是如果有的药物外观看样子相对比较类似,这些情况下更要把这些药物分开存放。二是要给自己或者孩子进行服药的时候,一定要严格遵医嘱或者一定要认真阅读说明书,不要自行决定用药。三是家里如果有年幼的孩子,要清楚地告诉孩子不能轻易去尝试药物,这一点非常重要。在过年的时候我们常常会有传统,要彻底打扫家庭卫生,所以家里会有一些消毒剂、洗涤剂甚至是管道疏通剂等物品,大家一定要把这些物品尽量用原包装盛放,并且原包装应该保持商标存在,这样不至于发生其他的错误情况。还有不要用饮料瓶去盛放这些物品,如果一定要用饮料瓶,请撕掉饮料瓶的商标,并用记号笔清晰地写出液体名称,以免发生误服。另外,不管用什么样的容器去存放,都一定要放置在孩子接触不到的地方。如果发生了误服,应该及时把孩子送到医院,并一定携带上您怀疑的误服药物或者其他物品。如果家人或者孩子被管道疏通剂等一些强酸强碱灼伤了,请您迅速脱下被污染的衣物,如果皮肤有灼伤,请马上用大量的清水冲洗,然后送到医院就诊,如果孩子误服了管道疏通剂,千万不要自行给他喝水或者喝牛奶,一定要及时送到医院让医生处理。春节长假,建议大家保持良好的作息习惯,保证充足的睡眠、合理的膳食,加强锻炼,注重个人防护,让大家都一起平安顺遂地度过新春佳节。

主持人:谢谢,今天的发布会几位嘉宾介绍了春节期间的服务保障和疫情防控的有关情况,特别是王荃医生也给我们介绍了很多健康提示,在此向他们表示感谢。我们也要感谢在春节期间依然坚守在岗位的各行各业的工作者,也感谢一年来积极支持、报道疫情防控工作的广大媒体朋友。明天就是除夕,在这里也祝贺各位新春吉祥,身体健康。今天的发布会到此结束,谢谢大家。

国务院联防联控机制就新冠病毒疫苗安全性有效性有关情况举行发布会

（第6场）

一、基本情况

时　间	2021 年 3 月 21 日
主　题	介绍新冠病毒疫苗安全性有效性有关情况
发布人	工业和信息化部消费品工业司副司长　毛俊锋
	国家卫生健康委疾病预防控制局一级巡视员　贺青华
	中国疾病预防控制中心副主任　冯子健
	中国疾病预防控制中心免疫规划首席专家　王华庆
主持人	国家卫生健康委新闻发言人、宣传司副司长　米锋

二、现场实录

主持人：各位媒体朋友，大家下午好！欢迎参加国务院联防联控机制举办的新闻发布会。2021 年春运已安全结束，各地正在全面抓好常态化疫情防控，保障群众安全、顺畅出行。当前，国内低风险地区持健康通行"绿码"，在测温正常且做好个人防护的前提下可有序出行，各地不得擅自加码。国内疫情防控总体保持良好态势，但是仍不能有丝毫放松和懈怠，要更精准、更有效地防控。继连续 31 天无本土新增确诊病例后，3 月 18 日陕西省报告新增 1 例本土确诊病例。这提示，要始终绷紧疫情防控这根弦。对新增散发病例，要发现一起、扑灭一起，确保不出现规模性反弹。当前,重点人群新冠病毒疫苗接种工作顺利推进,截至 3 月 20 日 24 时,全国累计报告接种 7 495.6 万剂次。今天发布会的主题是新冠病毒疫苗安全性有效性有关情况,我们请来了:工业和信息化部消费品工业司副司长毛俊锋先生;国家卫生健康委疾病预防控制局一级巡视员贺青华先生;中国疾病预防控制中心副主任冯子健先生;中国疾病预防控制中心免疫规划首席专家王华庆先生。请他们共同回答媒体的提问。我是国家卫生健康委新闻发言人、宣传司副司长米锋。下面,进入今天的现场提问环节,请各位记者朋友提问,提问前请先通报所在的新闻机构。

人民日报记者: 当前世界各国都在大力推进新冠病毒疫苗的接种工作,相比其他国家,我们国家的疫苗接种率是否偏低? 原因是什么? 当前,60 岁以上的老年人群体整体的接种情况怎么样? 未来国家卫生健康委将采取哪些措施推进疫苗接种工作,让更多群众接种到疫苗? 谢谢。

贺青华: 谢谢您的提问。你的问题涉及三个方面,目前全国正在按照国家的统一方案、统一部署和安排,分阶段开展各类人群的疫苗接种工作。接种工作正在有序推进。刚才主持人也讲到,已经超过了 7 000 多万人次,接种人数正在稳步增长。群众对接种疫苗的意愿也在逐步加强,刚才讲到,由于我国疫情已经得到有效控制,很多群众认为疫情得到了控制,错误地认为疫情离我很远,所以接种疫苗的紧迫性不是太强。在此,我要呼吁大家,新冠肺炎疫情仍在全球流行,没有谁能够独善其身,所以接种疫苗是防控新冠肺炎疫情最有效的手段,希望大家积极接种疫苗。关于 60 岁以上人群接种,部分地区在充分评估健康状况的情况下和被感染风险的前提下,已经开始为 60 岁以上身体条件比较好的老人开展接种新冠病毒疫苗。同时,疫苗研发单位也在加快推进研发。在临床试验取得足够安全性、有效性数据以后,我们将大规模开展 60 岁以上老年人群的疫苗接种。

贺青华： 关于下一步怎么推广，下一步我们继续按照区分轻重缓急，坚持知情、同意、自愿、免费接种，常态化防控与接种工作相统筹，依法审慎、稳妥有序地落实地方属地责任和行业监管责任，更加安全、有序、有力地推进疫苗接种，逐步扩大人群的覆盖范围，尽可能让更多群众接种疫苗，保护好广大人民群众的身体健康。谢谢。

凤凰卫视记者： 能否介绍一下新冠病毒疫苗规模化生产的保障情况，能否满足全面接种的需求？谢谢。

毛俊锋： 谢谢记者的提问。刚才贺青华局长讲了，我们的疫情虽然在国内防控得很好，但是并不能错误地认为疫情离我们很远。从全世界来看，各个主要国家都把接种疫苗作为最终战胜疫情的有效手段，都在全面推进接种工作。为了保障好我国疫苗接种需求，工业和信息化部正在按照党中央和国务院的统一部署，会同相关部门全力做好新冠病毒疫苗的生产组织和保障工作。目前，我们有5款疫苗，3款灭活疫苗、1款腺病毒载体疫苗、还有1款重组蛋白疫苗获批了附条件上市或者是获准了紧急使用。这些企业目前都在争分夺秒，24小时满负荷组织生产，其他技术路线的疫苗随着研发的进展，也会陆续上市，而且这些疫苗的产能建设工作也已基本准备就绪，一旦产品获批，就会启动生产、上市供应，也会给大家提供更多的选择。为了最大限度地提高疫苗的产量、供应量，保障好接种工作的需要，工业和信息化部会同相关部门和地方向有关企业派出了服务保障小组，逐家企业推动他们研究制定增产扩能的方案，特别是要求企业倒排工期、做好科学排产，要做好人员、设备、耗材等等各类生产要素的配置，尽量保证生产的稳定，不要出现太大的波动，确保按照产能设计的最高限进行产出，这是我们的一个目标。随着增产扩能工作的向前推进，我们的疫苗产量也在逐步放大。可以告诉大家，目前我们的疫苗产量和2月初相比，短短一个多月的时间，已经有了大幅度的提高,下一步还会进一步提升。按照现有的生产安排来看,全年的疫苗产量完全可以满足全国人民的接种需求。当然,疫苗是一种生物制品,它不同于口罩、防护服、检测试剂,不同于这些防疫物资,它的扩产增产过程还是比较复杂的。大家也知道,疫苗的生产周期长,涉及的环节多,技术含量更高,特别是对它的监管要求也更为严格,尤其是新冠病毒疫苗,现在我们的疫苗生产总量、扩产增产速度在我国都是前所未有的,所以我们反复强调,企业在增产扩能过程中要始终把质量安全放在第一位,企业要切实履行疫苗质量安全的主体责任,严格落实质量管理体系,要健全自查自检自纠的企业内审机制,要盯紧关键工序、关键节点,确保在目前大规模放量的情况下,我们的疫苗质量始终是安全和稳定的。谢谢。

香港中评社记者: 目前国内已有 4 款新冠病毒疫苗上市,请问个人能自主选择不同品牌的疫苗吗? 如果之前接种过一个品牌的新冠病毒疫苗,明年还需要继续接种的话,请问是只能选择同一品牌还是可以叠加?谢谢。

贺青华: 谢谢您的提问。目前国内上市的 4 款疫苗都是经过政府主管部门审查批准的,是安全、有效的。由于各省市采购的上市疫苗品种可能不同,所以每个人需按照所在省市的统一安排尽快接种疫苗。你的第二个问题,关于不同企业生产的疫苗是否可以叠加或替代接种的问题,还需要开展更多的研究,等研究结果出来以后,我们将根据研究结果提出明确的政策措施。谢谢。

澎湃新闻记者: 现在国内的疫苗接种已经超过了 7 000 万剂次,我注意到国家非常注重在疫苗接种后的不良反应监测,请问目前监测到的不良反应到底有哪些? 国家是不是有这样的考虑,能定期把相关的数据向大众公布,打消公众的疑虑?谢谢。

王华庆:谢谢记者的提问。不良反应是大家非常关注的一个问题。关于疫苗,它对人体来说是一个外来的抗原,由于疫苗的特性,还有个体的差异,接种疫苗之后都会出现一些不良反应,疫苗总的不良反应发生率还是相对较低的。不良反应除了和个体、疫苗的特性有关系外,我们也可以看到,这次新冠病毒疫苗在前期,不管是临床试验研究的结果还是紧急使用的研究结果,还是上市后监测的结果,它的不良反应发生情况和既往已用的上市疫苗同类品种相比,结果是类似的,没有出现异常的情况。现在我们监测的不良反应主要包括局部的反应和全身的反应:局部的反应,接种之后会出现疼痛的情况,有的会出现红肿,有的会出现硬结,但是这些局部的反应都不需要处理,自行会痊愈;全身反应表现相对多的,一个是头痛、乏力,有的还会出现低热的情况。这是我们目前监测的结果。现在不良反应报告上来的是疑似预防接种异常反应,也就是说是疑似不良反应,怀疑和疫苗有关的反应,实际上后续我们要对这里面涉及的比较严重的疑似不良反应进行调查。在调查的过程中,对有些病例还要开展补充的检查,要了解他的接种史,了解整个疾病的发生情况,最后由专家组做出诊断。这需要一个过程,也需要一定的时间,后续我们会对这些进行持续的跟踪和相关的评估。谢谢。

第一财经记者:请问冯子健副主任,我国大规模开展了新冠病毒疫苗的接种,在接种之后,常态化疫情防控的措施是否将予以调整?怎么调整?公众是不是可以摘掉口罩了?谢谢。

冯子健:谢谢您的提问。现在有两个方面需要考虑,一是目前全球的疫情仍然在持续流行,另一方面我们国家疫苗的接种率仍然比较低,离较高的人群免疫保护水平还有很大的距离。这样的话,来自高流行地区的人员入境或者物品入境仍然有导致我国境内传播的风险。同时,即便是在高流行国家已经感染过了,或者已经接种过疫苗,也不能完全避免出现感染,虽然发病风险会大大降低,但仍然有再感染的风险。相关人员入境以后如果防范不好也可能会导致在境内的传播。目前不管是哪个国家的疫苗,各个类型的疫苗都有这样的现象,对重症的预防效果是比较好的;对于感染,包括对轻症的预防效果,可能没有像预防重症那么好。境外出现了几个特别令人关注和担心的变异病毒,有些变异病毒对疫苗的保护效果造成了一些影响,综合考虑这些因素,我们国家现阶段常态化防控工作还要继续坚持"外防输入、内防反弹"的各项措施,根据全球的疫情形势和全球的接种情况,也包括我们国家的疫苗接种情况,有序地对部分措施进行调整优化。在"外防输入"方面,我们将继续严格实施远端防控措施,做好入境人员的卫生检疫、集中隔离观察和核酸检测,暂不对疫苗接种者免除检测和隔离的措施,有效阻断边境非法越境通道,并坚持人物同防。同时,将考虑根据不同国家疫苗接种水平和疫情水平来实施差异化的签证发放、航班和入境人员数量管控政策,同时关注"疫苗护照"的国际进展,国内民众达到较高的免疫保护水平且具备可行性后再适时调整防控措施。在个人防控方面,我国在人群疫苗接种达到较高免疫保护水平之前,广大群众仍然要保持预防新冠肺炎感染和传播的意识,做好个人卫生,无论是否接种疫苗,在人群聚集的室内或封闭的场所仍然需要继续佩戴口罩,并遵循各地具体的防控措施要求。谢谢。

封面新闻记者:在国内的疫情得到比较好控制的条件下,请解释一下为什么还有必要接种新冠病毒疫苗。刚刚专家介绍,现在咱们国家新冠病毒疫苗接种率是比较低的,如果在保持比较低的水平下,一旦世界开始自由流动,或者说开放流动之后,没有接种疫苗的人将会面临哪些风险?谢谢。

贺青华：谢谢您的提问。我前面提到,当前新冠肺炎疫情仍然在全球流行,根据目前国际疫情形势来看,疫情仍将持续比较长的时间,甚至今后还要与我们共存,所以我们随时都可能因为传染源的引入而导致新冠肺炎疫情在国内流行,甚至暴发流行。前期由于我国疫情已经得到了有效控制,没有形成大规模的暴发流行,人群因为感染新冠病毒获得的免疫力比例比较低,所以在这个时候,现在我们有了疫苗,所以必须通过接种新冠病毒疫苗,让更多人群获得免疫力,获得保护力。所以,我在这里再次建议大家尽快接种新冠病毒疫苗,早日获得免疫力、保护力。谢谢。

主持人：谢谢。另外我也补充一个情况,目前我国部分地区正在充分评估健康状况和被感染风险的前提之下,为一些因为特殊原因需要接种,并且身体基础状况较好的 60 岁以上的老年人接种了新冠病毒疫苗,相关的工作正在有序推进。同时,疫苗研发单位也在加快研发,在临床试验获得足够的安全性、有效性的数据后,我们也将及时开展 60 岁以上老年人的大规模接种。谢谢。请继续提问。

香港经济导报记者：请问目前新冠病毒疫苗相关物料的供应情况如何,关键物料的供应是否有保障?如何确保物料供应充足?疫苗生产供应量稳定?谢谢。

毛俊锋：谢谢记者的提问,你的问题非常关键。新冠病毒疫苗的生产,物料的供应关系到整个疫苗生产是否能够稳定、可持续,这个事情非常重要。党中央、国务院高度重视,国务院联防联控机制专门进行了研究和部署,工业和信息化部按照相关部署安排,把保障新冠病毒疫苗生产供应链的稳定和畅通作为整个疫苗生产组织和保障工作的一个重点。新冠病毒疫苗涉及的生产物料、设备多达数百种,为了做好这些设备、物料的供应保障工作,我们组织新冠病毒疫苗生产企业对整个产业链和供应链做了全面梳理,从疫苗生产的设备,也包括设备必要的配件,到生产过程中的原辅料、包装材料,再到疫苗流通、接种所需要的冷链设备,还有一些配套的用品等等,我们都做了系统的安排,也纳入了重点的调度。特别是对于一些关键的物料,我们组织企业对这些物料的供应风险进行研判和分析,逐一找出风险点,也做好相关的预案。从目前来看,新冠病毒疫苗生产的整个物料供应是相对稳定的,整个供应链也是畅通的。比如,前期有媒体很关注疫苗用的中硼硅玻璃瓶,还有疫苗接种所需要使用的一次性注射器等,这些物料都是有保障的,所以请大家放心。下一步,工业和信息化部将继续按照中央和国务院的决策部署,着力做好新冠病毒疫苗生产的供应链保障工作,确保疫苗的生产是稳定的、可持续的。谢谢。

中央广播电视总台央视记者:我们关注的是科兴中维的新冠病毒灭活疫苗,它在境外的总体接种情况怎么样?能不能具体介绍一下 60 岁以上的境外人群的接种情况,谢谢。

主持人:北京科兴公司品牌与公共关系总监刘沛诚先生来到了发布会的现场,请他来回答这个问题。

刘沛诚:谢谢这位媒体朋友的提问。科兴中维新冠病毒灭活疫苗克尔来福自去年 12 月以来,已经陆续在中国、智利、巴西、土耳其等近 30 个国家获批使用,包括紧急使用、附条件上市或正式上市,并且陆续启动了大规模接种工作。截止到目前,包括中国在内,我们在全球已经累计接种了超过 7 000 万剂克尔来福。在这些国家由于疫情的情况,很多国家都将 60 岁以上老人列为优先接种的人群,特别是一些国家都是从最高年龄的人群开始接种,比如智利,他们在 2 月 3 日启动了大规模的接种工作,但是智利的总统在 2 月 12 日才开始接种第一剂,就是因为 71~72 岁在 2 月 12 日开始接种。从我们国内 I/II 期临床老年人组接种的情况，以及境外大规模使用反馈的情况看，老年人群体中接种的疫苗不良反应发生率比较低，和成人组的情况是比较类似的。目前为止，没有监测到与疫苗相关的异常情况。谢谢。

新华社记者：对于肿瘤患者或者在备孕期以及孕期妇女、新生儿这些群体能不能打这个疫苗？对于青霉素这些药物有过敏的群体能不能打？咱们的新生儿是有一个计划免疫的，接种这个计划免疫的疫苗和我们接种新冠病毒疫苗之间是否冲突？谢谢。

王华庆：谢谢记者的提问。关于肿瘤患者和孕妇，根据前期研究的结果显示，他们如果感染了新冠肺炎，其患重症的比例、病死率和其他人群相比是比较高的，所以应该接种疫苗。但是目前关于肿瘤患者、孕妇使用疫苗的系统研究数据还比较少。一般情况下，如果作为一个新疫苗或减毒活疫苗，我们从慎重角度考虑是不给孕妇接种的。当然，后期会随着研究数据的不断积累，作为暂时的禁忌会发生改变。像流感疫苗，我们是不建议给孕妇接种的，但是孕妇感染流感之后重症发生率比较高，进入 ICU 病房的比例比较高，后期病死率也比较高，所以就改变了过去作为疫苗禁忌，将孕妇改为优先接种的人群。因此，后期会随着数据的不断完善，策略也会做调整。在接种疫苗后可能会发现怀孕了，前一段时间我们相关专家组也对这个问题进行了研究，基于目前新冠病毒疫苗的特性，还有对已用疫苗的经验，给出来一个结论，如果发现自己怀孕了，又打了新冠病毒疫苗，在这个时候不建议因接种新冠病毒疫苗而采取特别的医学措施，包括终止怀孕。但是我们建议后期要做好孕期的随访和定期检查工作。第二个问题是关于过敏，这也是大家非常关心的问题，因为我们国家目前有过敏史的人群占的比例还是非常大的。这一点其实在疫苗说明书里已经非常明确了,如果作为禁忌的话,第一个就是受众者对疫苗过敏,第二个就是对疫苗成分过敏,这是属于不接种的。如果接种后出现比较严重的过敏,后续是不能进行接种。当然,有一些因食物过敏、花粉过敏,或者其他药物,包括你说的青霉素过敏,这是可以接种疫苗的。我想强调一点,过敏大多出现的是急性过敏,在接种后 30 分钟之内出现的比例非常大,在现场留观 30 分钟的目的之一也是防止出现急性过敏时所导致的其他伤害,所以我们要求受种者在接种疫苗之后在现场留观 30 分钟。刚才您也提到了新生儿接种新冠病毒疫苗和其他免疫规划疫苗可能会有冲突的情况,但是目前我们国家主要接种的重点人群是 18 岁以上的人群,尤其是 18~59 岁的人群,18 岁以下的人群,包括新生儿人群是不是需要接种,后续会根据疫情防控的需要,根据疫苗临床试验数据的完善再进一步考虑,到那时候也会开展和疫苗同时接种或者联合免疫的相关研究,来决定新冠病毒疫苗对于新生儿、婴儿来说能否同时接种的问题。谢谢。

红星新闻记者:我们最近注意到中国科学院微生物研究所和合作企业联合研发的重组新冠病毒疫苗在中国获得了紧急使用的审批,成为国内第四款获得紧急使用的新冠病毒疫苗。请问这款技术路线的疫苗与目前已经上市的灭活疫苗和腺病毒载体疫苗相比有什么区别? 另外,后续有没有机会在人群中大规模使用? 谢谢。

主持人:今天的发布会请到了中国科学院微生物所的研究员严景华女士,我们请她回答这个问题。

严景华:各位媒体朋友大家下午好,很高兴代表团队来回答这个问题。这个疫苗叫重组新冠肺炎疫苗,它是重组蛋白疫苗,是由中国科学院微生物研究所高福院士团队和安徽智飞龙科马公司联合研发的,和过去的灭活疫苗和腺病毒载体疫苗相比，它有它的特征。我们知道，灭活疫苗是先生产活病毒，通过物理或者化学的方法，把病毒灭活以后做成疫苗免疫。腺病毒载体疫苗是将最有效的病毒抗原基因插入到腺病毒基因组里面，通过腺病毒感染人体细胞，将基因导入到人体细胞中，人体细胞表达抗原，激起人体的免疫反应。重组蛋白疫苗是将最有效的抗原成分通过基因工程的方法，在体外细胞中来表达，工程细胞株在生物制品中是经常用到的细胞，这个细胞通过类似于工业发酵的方式，我们叫生物反应器来生产这个蛋白，最后制成疫苗。根据这个技术路线，整个生产过程是蛋白表达和纯化的过程，是没有活病毒的过程，所以生产过程是安全的。容易大规模生产。从过去重组蛋白疫苗的使用过程来讲，包括前期实验来讲，重组蛋白疫苗安全性是可以保证的，它的不良反应率是比较低的。它是低温冷藏，2~8℃冷藏，所以运输和储存条件都是比较容易达到的。另外，这款疫苗的抗原设计是中国科学院微生物研究所特有的专利，是基于一个结构的设计的二聚体的疫苗，临床试验结果显示，这款疫苗能够激起一个比较高的抗体水平，具有很好的免疫原性。它有没有可能大规模接种？尽管中国疫情控制得比较好，但是全球新冠肺炎疫情仍在流行，这就有必要在中国人群中进行大规模的接种，然后形成一个免疫屏障。在这种情况下，紧急使用的疫苗在收益明显大于风险、安全和有效的情况下，将这种纳入紧急使用的疫苗扩大使用范围，对全球抗疫的胜利有积极的推动作用。谢谢大家。

中央广播电视总台央视新闻新媒体记者：最近有很多人因为本身自己有基础疾病，所以不敢打疫苗。目前我们对于有什么样疾病的人不能打疫苗，是否有明确的界定？有一些慢性病的人该如何判断自己是否可以接种疫苗？谢谢。

贺青华：谢谢您的提问。目前上市的 4 款疫苗在说明书中对于接种的禁忌有明确界定，主要包括几个方面：对疫苗所含成分过敏者，既往发生过严重过敏反应如急性过敏反应、血管神经性水肿，呼吸困难等反应者，患有未控制的癫痫或者其他神经系统疾病的患者，有格林-巴利综合征病史者；还有，在妊娠期间，或者哺乳期间的妇女等，这是作为禁忌列入的。接种疫苗是一个专业性比较强的工作，所以每位接种人员在接种疫苗时需要如实向接种医生告知身体健康状况及其既往的病史、过敏史等信息，包括慢性病患病史，以便医生进行综合评价，判断是否适合接种疫苗。疫苗禁忌是一个方面，在接种时一定要向医生报告自己目前的身体状况。谢谢。

东方卫视记者：近期陕西省报告新增一例本土确诊病例，有媒体报道患者是一名医院的检验师，他在之前已经接种过新冠病毒疫苗，请问为什么接种之后还会出现感染的情况？谢谢。

王华庆：谢谢记者的提问。刚才你说到的问题，我们也在进一步了解和核实相关信息，包括预防接种史和目前新冠病毒感染后发生发展的过程，也包括其他相关的信息。大家都知道，目前我们已经批准附条件上市使用的，或者说在国外批准紧急使用的，在前期Ⅲ期临床试验的保护效力，大家也都看到了预防疾病的作用。总的来说，其实是保护大多数人不发病，尤其是预防重症的保护效果更好，重症预防的保护效率更高。关于疫苗，得出来的结果是Ⅲ期临床试验的结果，后续我们也会在疫苗上市之后，也会做上市后的研究。我们国家疫情控制较好，所以没法做这种评估。实际上从国外目前已用的疫苗上市后的评估结果来看，也印证了打完疫苗之后有一小部分人出现保护失败的情况。关于疫苗的保护作用，它保护的是大多数人，尤其是预防重症，对于个别的人，可能因为个体的原因，当然也有其他的原因，会出现保护失败的情况，我们后续也会对失败原因进行研究调查，尤其你刚才提到的病例情况，我们也在进行相关的跟踪。疫苗的作用是保护大多数人,我们要建立免疫屏障,实际是让大多数人产生保护力,屏障建立起来了,群体免疫形成了,疫苗对人类健康的保护作用就发挥出来了。谢谢。

主持人:谢谢。今天的发布会几位嘉宾介绍了新冠病毒疫苗接种和常态化疫情防控的相关情况,再次感谢各位。今天的发布会到此结束。谢谢。

国务院联防联控机制就新冠病毒疫苗接种有关情况举行发布会

（第7场）

一、基本情况

时　间	2021 年 3 月 28 日
主　题	介绍新冠病毒疫苗接种有关情况
发布人	国家卫生健康委疾病预防控制局副局长　吴良有
	中国疾病预防控制中心免疫规划首席专家　王华庆
	国药集团中国生物副总裁　张云涛
	北京科兴中维生物技术公司总经理　高强
主持人	国家卫生健康委新闻发言人、宣传司副司长　米锋

二、现场实录

主持人：各位媒体朋友，大家下午好！欢迎参加国务院联防联控机制举办的新闻发布会。根据国际疫情形势及传染病防控的经验总结，加快疫苗接种是当前有力的疫情防控手段。我国正在安全、有序加快推进新冠病毒疫苗接种工作。国家卫生健康委已经向部分省份派出工作组，支持和指导当地开展新冠病毒疫苗的接种工作。截至 2021 年 3 月 27 日 24 时，全国累计报告接种新冠病毒疫苗超过 1 亿剂次。今天发布会的主题是：加快推进新冠病毒疫苗接种。我们请来了：国家卫生健康委疾病预防控制局副局长吴良有先生、中国疾病预防控制中心免疫规划首席专家王华庆先生、国药集团中国生物副总裁张云涛先生、北京科兴中维生物技术公司总经理高强先生。我是国家卫生健康委新闻发言人、宣传司副司长米锋。请他们就大家关心的问题共同回答媒体的提问。下面,请记者朋友提问,提问前请先通报所在的新闻机构。

新华社记者:我们注意到新冠病毒疫苗当中提到了很明确的接种禁忌,但是在一些地方尤其是基层对于不适合打疫苗的情况在把握上还有不到位的地方,针对这种情况我们下一步要采取什么样的措施?

吴良有:谢谢您的提问。我国上市使用的新冠病毒疫苗已经明确了接种的禁忌和接种注意事项。其中,接种禁忌就是目前不能接种疫苗的情况,通过甄别身体的状况,从保护健康安全的角度出发,如果确实属于接种禁忌的,是不能提供新冠病毒疫苗接种服务的。如果属于注意事项列明的情况,建议大家在接种前如实向接种医生告知,以便医生在充分评估后确定是否适合接种新冠病毒疫苗。

第一健康报道记者:现在很多人关心新冠病毒疫苗接种后有效期是多久? 很多人说是半年,请问准确的有效期是多久?

王华庆:谢谢这位记者提问。关于疫苗有效期,研发出来时间比较长的疫苗都有观察和研究来评估它的有效保护期是多长时间。大家知道新冠病毒疫苗是新疫苗,研发出来的时间比较短,用在人体上的时间更短。目前通过抗体水平监测,大概是六个月以上。但抗体不是唯一保护指标,疫苗发挥作用过程中还有其他因素在发挥作用,所以后续需要对疫苗的持久性开展研究来确认它的保护期到底有多长时间。

中央广播电视总台财经节目中心记者:现在国家卫生健康委每天正在公

布各地累计接种新冠病毒疫苗的剂次，随着接种剂次越来越多，老百姓很关心疫苗保护时效，还想了解已经接种新冠病毒疫苗的人是否需要再次接种新冠病毒疫苗？谢谢。

张云涛：谢谢您的提问。疫苗的保护性问题，刚才王华庆主任已经回答了，在我们整个临床研究过程中，我们现在观察到疫苗保护持久性是半年左右，中和抗体持久性也是在半年左右。在我们整体设计的临床过程中设计了加强针接种，观察抗体持久性和保护力水平，目前初步得到的结果来看，加强针可以有效提升中和抗体滴度，有效提升抗体持久性，同样可以有效提高疫苗抗变异的能力。未来这个疫苗，我们还要在海外开展Ⅲ期临床研究来持续地观察抗体持久性、保护持久性，是否需要进行加强针的接种？何时来打？还是要根据未来Ⅲ期临床的研究结果来回答。

人民日报记者：当前全球都在推进新冠病毒疫苗的接种，请专家再给我们科普一下老百姓接种新冠病毒疫苗有哪些作用？谢谢。

王华庆：谢谢这位记者的提问。这个问题在之前我们也介绍过，接种疫苗之后，它会产生抗体，有的疫苗也会产生细胞免疫，有的还会产生相应的免疫记忆。如果有了这些抗体、细胞免疫、免疫记忆，一旦病毒侵入时就有了一定免疫力，表现在预防效果上，疫苗本身有预防感染的作用，也有预防发病的作用，还有预防重症的作用，包括预防死亡的作用。现在得到的有效性结果是临床试验得到的一个结果，后续随着疫苗的应用，我们对疫苗上市后的保护效果也会开展相关研究。总之，接种疫苗的作用就是预防发病、预防重症，阻断疾病流行，让大多数人的健康得到保证。谢谢。

凤凰卫视记者：现在有媒体报道说国外的病毒变异，对我们疫苗有效性是否有影响,针对现在出现的病毒变异以及未来的病毒变异我们做了哪些应对工作?

张云涛:病毒的变异对于疫苗有效性的影响是我们作为疫苗研发单位和生产单位高度关注的问题。在应对变异问题上,我们在持续检测中国已经上市的,像国药集团中国生物上市的全病毒灭活疫苗的抗病毒变异能力。目前英国、南非发现的变异株具有代表性,对新冠病毒疫苗提出了新挑战,国药集团中国生物两款灭活疫苗,利用在国内和海外Ⅱ期、Ⅲ期临床试验后的血清,对包括南非发现的、英国发现的毒株,还有国内不同地区、不同流行区发现的 10 多株的毒株进行了交叉综合实验,结果显示,我们的两款灭活疫苗产生的中和抗体对这些毒株都有很好的中和作用。目前在巴西、津巴布韦发现的毒株我们正在进行中和实验监测。我们在持续推进变异株疫苗研发,病毒的变异一直会存在,人类无法阻止病毒变异。病毒的小变异并不会影响疫苗的抗原性,也就是说没有产生保护性抗原的变异,疫苗就会有效,尤其是全病毒灭活疫苗。国药集团中国生物具有丰富的疫苗研发经验,即便是在新冠病毒出现大变异的情况下,我们在国家疫苗专班、药品监督管理局等相关部门的快速处理指导下,也可以迅速应对、有效应对,相关变异株的疫苗研发目前也在积极推进之中。我想补充一点,国药集团中国生物Ⅲ期临床试验覆盖了 125 个国别,上市和紧急使用人群覆盖 190 多个国别,前段时间我们一位同事在某个新媒体公众号上发现了这样一张图片,是一位非常关心中国疫苗的网友绘制的,国药集团中国生物新冠病毒灭活疫苗截至今天在全球 50 个国家和地区使用,人群样本量和地区广泛性,充分展示了新冠病毒灭活疫苗具有广谱的效应。

高强:病毒变异是一个全球都非常关注的问题,科兴中维与多家研究机构合作开展了新冠病毒疫苗克尔来福对各个国家变异株的保护性研究,在研究初期已经对 10 个国家病毒株的变异进行中和试验,已经证明了当时研发的疫苗对各个国家的变异株是有保护作用的,在 2021 年分别使用了各个国家新发生变异的英国株、南非株,对疫苗免疫后的血清进行体外中和抗体检测,检测结果显示英国株病毒对疫苗免疫的血清是可以达到 100% 阳转的,南非株可以达到 97% 阳转,但是南非株的情况有些不同。不同的个体对于南非株的检测结果有不同的反应。科兴中维同时已经启动了对南非株、巴西株的疫苗研发工作,南非株的相关疫苗研究工作已经开展了,巴西株的引进正在过程当中。科兴中维的新冠病毒灭活疫苗的工艺路线是非常成熟的,可以当作一个模式疫苗,我们更换毒株理论上是不需要更换工艺路线,也不需要变更工艺质量标准,可行性是好的,我们需要通过小规模试验来确定现有的工艺路线是否能够完全重现疫苗质量标准和工艺。如果能够重现,可以通过小规模临床试验进一步确认疫苗在人体上的反应,如果有反应,可以把更换后的毒株进行疫苗生产,进一步阻止变异株对人类的感染。谢谢。

中央广播电视总台央视记者:我们了解到的情况,群众接种疫苗也是比较踊跃的,未来国家卫生健康委要采取哪些措施推进疫苗接种,尽可能地满足人民群众的疫苗接种需求?谢谢。

吴良有:谢谢您的提问。目前全国各地正在根据国家的总体部署安排,按照"应接尽接、梯次推进、突出重点、保障安全"的原则,做好重点地区和重点行业人群的接种工作,集中力量在疫情发生风险高的大中型城市、口岸城市、边境地区来开展接种。先期安排了机关企事业单位人员、高等院校的学生和教职工、大型商超的服务人员等人群接种疫苗。同时积极稳妥推进 60 岁以上人群、慢性病患者人群接种,提高疫苗接种覆盖率。各地按照既定的任务目标,合理制定了接种计划,迅速推开各项工作。刚才米锋副司长介绍目前全国已经超过 1 亿人次接种疫苗,接种最多的一天是 2021 年 3 月 26 日，达到 611.9 万人次。下一步，我们将继续做好重点地区、重点人群的接种工作，一方面积极稳妥拓展接种服务能力，优化疫苗的配送流程，提高流转和运输效率，科学安排疫苗周转数量，我们要求不得积压库存，通过多种方式增加接种点和接种台数量，满足群众的接种需求。另一方面，要加强部门联动，协调工业和信息化部门来加强疫苗的供应保障。谢谢。

香港经济导报记者：灭活疫苗有的是两剂次间隔两周以上，有的两剂间隔三周以上，请问两剂疫苗间隔多久比较好？如果正好到了第二次接种的时候身体不舒服，或者实在无法接种怎么办？随着国内疫情日趋平稳，人员流动逐渐加大，出差和外出务工越来越多，请问是否可以在异地接种第二针，如果异地的第二针疫苗生产的企业不同，是否可以？谢谢。

王华庆：你刚才说到了大家普遍关注的两个问题，一个是关于疫苗间隔的问题，另一个是疫苗可能存在着替换的问题。对于这两个问题，我们最近出台了《新冠病毒疫苗接种技术指南》（以下简称"《指南》"）。在《指南》中关于间隔是这样规定的，首剂接种之后，接种第二剂间隔要求大于等于三周以上，尽量在接种第一剂次疫苗后 8 周内尽早完成第二剂接种。关于有些人员去异地，当地提供不了同一品种疫苗的问题，在《指南》中也有相关规定，主要是建议尽量使用同一个企业的品种完成两剂接种，假如说遇到了异地供应不上同品种的时候，可以采用同种类的其他生产单位疫苗产品进行替换，完成两剂次的接种。我国《疫苗管理法》第 42 条明确规定，要求国务院卫生健康主管部门要制定免疫程序，这是对免疫规划疫苗来说的，对非免疫规划疫苗要制定使用指导原则。现在国家卫生健康委已经组织国家免疫规划咨询委员会制定出台了《新冠病毒疫苗接种技术指南》，这个《指南》，考虑到了目前普遍关切的问题，是在循证的基础上完成。《疫苗管理法》第 44 条要求，接种单位要遵守疫苗接种规范、免疫程序、疫苗使用的技术原则,以及其他相关规定。《指南》的出台,对我们关切问题给予了明确规定,接种单位都应当遵守。涉及《指南》中的核心内容,和目前疫苗说明书的内容总体上是一致的。谢谢。

中央广播电视总台 CGTN: 中国外交部正和其他国家探讨疫苗互认,但中方疫苗的有效性尚未公布,请问有关疫苗数据和论文何时能发表?谢谢。

高强: 科兴中维的新冠病毒疫苗Ⅲ期临床试验选择在南美洲的巴西、东南亚的印度尼西亚、中东的土耳其这三个不同地域、各具特点并且具有不同变异流行毒株的国家同时同步开展,形成了一个全球化的临床研究布局。自 2020 年 12 月底开始,各国研究者陆续公布了临床研究进展,其中巴西研究者还在开展更多研究,而且巴西的研究数据量本身非常大,需要更多时间整理和分析。土耳其于 2021 年 3 月 4 日公布了临床数据,接下来我们将和各国研究者紧密合作,把各国的研究结果尽快发表论文。虽然我们目前还没有发布,但已经向世界卫生组织及批准疫苗使用的相关地区的药品监管机构提供了详尽的研究数据,这些数据包括了巴西、印度尼西亚和土耳其的数据,相关机构对这些详尽数据进行充分的评估和审评的基础上,才批准了我们的疫苗使用授权。此外,我们已经在多个场合对主要数据进行了公布,除了各国研究者通过新闻发布会的方式公布研究结果以外,2021 年 1 月 17 日,巴西国家卫生监督局以公开审评方式向全球公布了巴西的数据。科兴中维生物公司于 2 月 5 日公布了经中国国家药品监督管理局审定的巴西和土耳其的研究数据,在 3 月 22 日科兴中维生物组织召开了新型冠状病毒灭活疫苗全球的临床研究及应用国际学术交流会,邀请了 4 个国家的研究者,包括了巴西、印度尼西亚、土耳其、智利,分别介绍了Ⅲ期临床研究数据及部分国家的大规模使用数据，40多个国家和有关国际组织卫生部门的专家、学者都有参会。谢谢。

香港中评社记者：有网友评论对疫苗接种还有犹豫心理，有人认为大多数人群接种就可以，自己不接种也不会被感染。当前形势下，疫苗接种是不是必需之举呢？谢谢。

王华庆：谢谢这位记者的提问。我们都知道绝大多数人都是易感者，从这个角度来说接种疫苗是最有效的防控措施，接种疫苗要形成免疫屏障才能发挥最大作用，所以大家都应该去接种疫苗。接种的人越多，建立的免疫屏障越牢固，接种得越快，也就越早一天形成免疫屏障。正像你刚才说的，如果大家都有这样的心理不去接种，免疫屏障就建立不起来，一旦有传染源传入的时候，或者有传染源存在的时候，发病或者流行就可能出现，影响到我们的生活、工作和学习。希望大家还是按照目前国家要求有序、分步接种，只要符合接种的人群都应该接种，这样既保护了自己的身体健康，也保护了家人、周围的人，希望通过大家共同努力，早一天把免疫屏障建立起来，回到过去正常的生活状态。谢谢。

中央广播电视总台央视记者：大家都很关心在接种第一针疫苗之后，由于种种原因没有在建议时间内及时接种第二针，怎么补打？谢谢。

王华庆：这也是接种实施过程中，受种者遇到的一个问题，可能大家也是非常关心。目前，国家出台了《新冠病毒疫苗接种技术指南》，对这个问题也有相关的规定，如果接种了第一针，第二针没有按照规定时间完成，在后续第二针补种的时候不需要重新开始接种，只要完成了第二次接种就可以。当然我想提醒大家在接种第二针的时候希望尽早去接种。因为现在全国各地都有新冠病毒疫苗接种点，把这个情况向接种点说了之后希望及时接种第二针疫苗,让疫苗作用得到更好的发挥。谢谢。

北京广播电视台记者: 目前,针对媒体报道,北京、上海等地已经陆续开展了针对 60 岁以上身体健康状况良好的老年人群的疫苗接种,请问针对老年人群的疫苗接种,接下来全国计划如何推进？谢谢。

吴良有: 谢谢您的问题。目前北京、上海等地区按照国家统一部署,在充分评估接种对象的健康状况和被感染风险的前提下,已经为一些有接种意愿,而且身体基础状况比较好的 60 岁以上的老年人群和慢性病患者接种了新冠病毒疫苗。下一步我们将结合疫苗在大规模人群中的使用效果,积极稳妥地推进 60 岁以上人群和慢性病患者的疫苗接种工作。

红星新闻记者: 2020 年二、三月份的时候一些疫苗研发者已经接种过了新冠病毒疫苗,距今已经有了一年时间,请问这些人体内的抗体如何?谢谢。

张云涛: 谢谢您的提问。2020 年 3 月,一部分人作为疫苗"先锋队"已经接种了现在上市的新冠病毒灭活疫苗,这些人我们在持续检测他们抗体变化的数据,目前为止已经获得了 9 个月的抗体检测数据,数据来看 9个月抗体仍有一定水平,后续我们会持续加强监测。中国生物在河南开展的 I/II 期临床研究以及在海外开展的 III 期临床研究这样一个大规模人群的抗体持久性,我们也在持续监测过程中。

中国青年报记者: 我们知道我国目前接种的主要对象是 18~59 岁的人群,以及有需要且健康的 60 岁以上老年人。针对 3~17 岁这部分人群,疫苗接种现在是否已经有了数据分析?这部分人群什么时候可以开始接种?谢谢。

张云涛：谢谢您的提问。2020 年中国生物在河南现场开展的 I/II 期临床研究的过程中就涵盖了 3~17 岁年龄段系统性、安全性、免疫原性的临床研究。目前这个年龄段的安全性数据已获得，达到了预期效果，免疫原性、中和抗体检测也已全部完成，近期将和药品监督管理部门作沟通。相信在不远的将来，可以覆盖这部分人群。谢谢。

封面新闻记者：我们注意到，最近媒体报道国外出现了新生儿感染新冠病毒的病例，现在新生儿是否有必要接种新冠病毒疫苗？谢谢。

王华庆：我们国家目前新冠肺炎疫情的防控总体形势是好的，有一些零散的疫情发生，在采取各种措施后得到了有效控制。刚才吴良有副局长也讲到，目前我们国家的免疫策略，现阶段主要是 18~59 岁的人群和有需要且身体健康的 60 岁及以上老年人等。关于 18 岁以下的人群，现在还没有比较系统的 III 期临床数据。这些数据随着研究的不断深入，后续会得到。所以对于 18 岁以下的人群什么时候开展接种，从国家整体角度是有考虑的，会基于疫情防控的需要和临床数据不断完善接种策略，这里也包括新生儿人群。谢谢。

主持人：没有提问的话今天发布会到这里结束，我们后续继续针对加强新冠病毒疫苗的接种举行新闻发布会，欢迎各位记者朋友有问题可以提前留给我们。今天的发布会到此结束，谢谢大家！

国务院联防联控机制就新冠肺炎疫情防控和疫苗接种有关情况举行发布会

（第8场）

一、基本情况

时　间	2021 年 4 月 11 日
主　题	介绍新冠肺炎疫情防控和疫苗接种有关情况
发布人	教育部体育卫生与艺术教育司副司长、一级巡视员 刘培俊
	国家卫生健康委疾病预防控制局副局长　吴良有
	中国疾病预防控制中心流行病学首席专家　吴尊友
	中国疾病预防控制中心免疫规划首席专家　王华庆
	科兴控股生物技术有限公司新闻发言人　刘沛诚
主持人	国家卫生健康委新闻发言人、宣传司副司长　米锋

二、现场实录

主持人：各位媒体朋友，大家下午好！欢迎参加国务院联防联控机制举办的新闻发布会。近期，全球疫情再次反弹，我国边境城市瑞丽出现了聚集性疫情，提示"外防输入"、人物同防仍是当前疫情防控的重中之重。接种疫苗是防控疫情的有效手段。我国目前正在应接尽接、按梯次，对重点地区、重点人群、重点城市加快推进新冠病毒疫苗接种。截至 2021 年 4 月 10 日 24 时，全国累计报告接种新冠病毒疫苗 16 447.1 万剂次。

近期,个别地方接种工作中出现了简单化,甚至一刀切的情况,强制要求全员接种,必须坚决予以纠正。今天发布会的主题是:新冠肺炎疫情防控和疫苗接种有关情况。我们请来了:教育部体育卫生与艺术教育司副司长、一级巡视员刘培俊先生,国家卫生健康委疾病预防控制局副局长吴良有先生,中国疾病预防控制中心流行病学首席专家吴尊友先生,中国疾病预防控制中心免疫规划首席专家王华庆先生,科兴控股生物技术有限公司新闻发言人刘沛诚先生。请他们就大家关心的问题共同回答媒体的提问。下面,请记者朋友提问,提问前请先通报所在的新闻机构。

新华社记者: 目前我国接种新冠病毒疫苗剂次已经超过 1.6 亿,请问在当前这个时间点,这个接种量对我国来说是什么水平? 疫苗接种有何分布特点? 有什么好的做法? 谢谢。

吴良有: 谢谢您的提问。目前,我国新冠病毒疫苗接种工作正在有序开展,截至 2021 年 4 月 10 日,各地共接种新冠病毒疫苗 16 447.1 万剂次,接种总剂次数为全球第二。根据党中央、国务院部署,充分考虑"外防输入、内防反弹"策略要求,近期新冠病毒疫苗接种主要围绕"两个重点"开展,一是重点地区,优先确保全国疫情发生风险高的口岸城市、边境地区、大中型城市,以及既往发生过聚集性疫情的地区重点推进接种工作;二是重点人群,包括冷链从业人员、医疗卫生人员、机关企事业单位人员、高等院校学生及教职工、大型商超服务人员和保障社会运行的交通、物流、福利机构相关人员等重点人员。目前,新冠病毒疫苗接种工作进展顺利,各地也积累了良好的工作经验,比如北京市对全部接种疫苗的机构和单位贴上绿色标识,对接种比例不同的社区和楼宇给予不同的颜色编码,有效调动了群众接种疫苗的积极性;上海市网格化推进疫苗接种,分步、分块、分类在区域内全覆盖开展摸排登记;浙江省接种点医务人员提前与居民进行沟通,减轻现场负担,缩短等候时间;山东省制定印发临时接种点建设标准和流动接种队服务规范,在完成接种的大型商场、超市、楼宇张贴绿色地标;湖北省突出重点地区、重点人群,通过在湖北疾控微信公众号预约建档、流动接种车上门接种、接种点延长服务时间等措施,提供人性化服务。我们将及时向全国推广这些省份的经验。谢谢大家。

人民日报记者: 教育部和高校是如何推进大学生疫苗接种的?当前在校大学生总体接种情况如何?谢谢。

刘培俊: 感谢记者同志关心大学生疫苗接种工作。教育系统高度重视高等学校学生的疫苗接种工作,认真落实国务院相关部署要求,从2021年2月以来,采取了一系列的举措,统筹教育系统疫苗接种工作。一是2月与国家卫生健康委联合印发了《高等学校春季学期新冠肺炎疫情防控技术方案(第三版)》,里面明确提出符合要求的师生要依法依规、知情同意、自愿接种新冠病毒疫苗。二是4月1日教育部再次印发通知,要求各级教育系统要高度认识疫苗接种工作的重要性,要加强组织管理,纳入属地,统一开展疫苗接种工作,加强宣传,积极动员,这项工作正在有序开展。三是4月2日教育部召开了全国学校卫生与健康教育工作现场会,在会上向各地教育部门再次部署有序妥善推进大学生疫苗接种工作。近期又印发了通知,要求各地做好大学生疫苗接种的统计工作,建立信息上报制度,动态监测疫苗接种的进度和有关情况。同时,通知要求各地总结好的经验,推广好的做法,把疫苗接种工作当成当前校园疫情防控的一项重要措施抓实抓好。关于现在大学生疫苗接种的进展总体情况,可以说是平稳有序,比如清华大学在3月1日就开始面向全校在校学生开展疫苗接种的宣传动员和接种工作,取得了很好的经验。会同当地街道、卫生健康以及疾控部门,统筹做好接种点的布置,接种区域的规划,以及组织学生做好各项疫苗的接种工作,提供好服务,做好保障,得到了师生的好评,取得了有益经验。总体来看,全国范围内高校大学生疫苗接种工作进展有序、积极稳妥。谢谢。

中央广播电视总台新闻新媒体记者: 以前大家普遍认为疫情比较容易暴发在北方寒冷的地区,这次位于祖国西南边陲的温暖地带的瑞丽发生的疫情带给我们什么样的提示?疫情防控应该注意什么样的方面?瑞丽这样的边境地区应该怎样防控疫情?谢谢。

吴尊友: 谢谢记者的提问。我们知道,疫情的发生受到多种因素的影响,像 2020 年冬季,我们都观察到,在北方地区发生疫情的风险和次数比在南方要高,主要与北方气温低有关。低气温情况下病毒存活时间长,人们活动在通风不好的室内,更容易造成病毒的传播。更重要的是防控措施的落实,只要防控落实到位,即使气温低,也能够把疫情控制在低水平或者不发生。如果防控措施不到位,即使气温高也会发生疫情。不知道你有没有注意到,最近在亚洲某个国家,它的环境气温 30℃,近一段时间每日报告病例数大幅度上升,从 8 万、10 万到昨天达到了日报告 14 万,超过了巴西、美国。最重要的是,防控措施落实到位。瑞丽的疫情给我们两点启示:一是全球新冠肺炎疫情仍然处在大流行的高水平流行阶段,每日报告病例数还是维持在 30 万~50 万的高水平。境外输入的压力没有减轻,同时由境外输入造成局部疫情扩散的风险依然存在。二是虽然我国经历了严冬和春节人员流动的大考,但是常态化防控的措施一点也不能放松。特别要提醒,不要以为春暖花开了,疫情过去了,我们的防控措施就可以松懈了,每个人都应该时刻注意保持常态化防控的意识、个人的防护措施,戴口罩、勤洗手、保持社交距离、常通风,这些措施一定要坚持。谢谢。

澎湃新闻记者: 瑞丽在采取抗疫措施的同时也迅速推进了新冠病毒疫苗

的接种工作,请问专家,瑞丽在应对疫情防控办法当中提供了哪些新的思路,能给解释一下吗?谢谢。

吴尊友:谢谢记者的提问。2020年到2021年,全国发生的每一起疫情都有其特点,但我们应对疫情总体的原则和防控措施都是相似的,主要原则是尽快发现患者、治疗患者、隔离密切接触者,对有高风险地区旅行史的人,在一定时间里限制流动,通过这一系列的组合拳,我们能够用2周到4周时间控制疫情。像瑞丽的疫情比较复杂,它处在边境线,而且这次疫情不仅涉及中国人,还涉及外国感染者,特别是对外国人的流行病学调查,传播链要问清楚比较困难,为防控措施增加了难度。在应对新冠肺炎疫情当中,疫苗是非常重要的防控策略,目前全球都在积极推动疫苗接种工作,我们国家也在大力推动疫苗接种工作。在这次应对过程中,瑞丽也启动对全民进行疫苗接种。瑞丽地理位置比较突出,处在边境,由于其独特的地理位置和社会经济活动,使瑞丽这个边境小城输入新冠肺炎疫情的风险比其他地方更高,及时让老百姓接种上疫苗,应该说是对大家的保护。谢谢。

中央广播电视总台央广记者:我的问题是针对瑞丽的疫情,在瑞丽疫情之后,城区的学校已经全面停课,请问教育部门采取了什么样的措施来应对?谢谢。

刘培俊:感谢记者对瑞丽疫情防控中学校安排的关心和支持。2021年3月30日,云南省德宏州瑞丽市出现新增确诊病例以后,教育部第一时间作出反应,安排部署,指导当地教育系统立即启动了应急预案,及时跟踪掌握疫情情况,同时将教育系统的疫情防控总体纳入属地管理,按照国家的防控要求以及云南属地的防控安排,部署好学校的各项工作。从目前来看,学校疫情防控工作总体平稳,特别是德宏州和瑞丽市教育部门配合当地卫生健康部门和疾控机构稳妥有序完成了重点地区师生的隔离管理、重点人员排查以及流行病学调查和核酸检测等处置工作。云南省教育厅和地市有关教育部门及时调整了教学安排，对瑞丽市城区的学校实行了全面的停课，停课的学校及时安排学生居家学习，并解决在校学生的上课问题。计划安排线上学习，同时保障九年级和高三年级利用信息技术资源网上授课，做到"停课不停学"，特别是对毕业年级加强教学安排，提高教学质量，确保他们在关键阶段能够学习好，确保健康。同时，教育部门安排好留校师生的生活保障，确保他们在学校像在家一样，生活有保障，学习有辅导，确保学生安全和心理健康。下一步，教育部将持续指导瑞丽市教育系统新冠肺炎疫情的处置工作，确保教育教学秩序和校园的安全稳定，让孩子们能正常学习，尤其是要配合当地的卫生健康部门和疾控部门做好教育系统疫苗接种工作。谢谢。

凤凰卫视记者：有外媒引用专家的观点，称中国疫苗最大的问题是抗体依赖性增强效应，也就是说一部分人接种疫苗以后，如果感染新冠病毒身体免疫会加重病情，请问专家对此如何看？谢谢。

刘沛诚：谢谢媒体朋友的提问。科兴中维的新冠病毒灭活疫苗克尔来福在巴西、印度尼西亚、土耳其和智利等多个国家开展了Ⅲ期临床研究，我们看到疫苗组的病例数均远低于安慰剂组的病例数，而且疫苗组没有住院、重症和死亡病例发生。截至目前，克尔来福在全球已经累计接种接近1.3亿剂次，所以不管是临床研究还是获批紧急使用或者附条件上市之后大规模地使用，均没有观察到疫苗的抗体依赖性增强效应。谢谢。

中央广播电视总台财经节目中心记者：有部分网友留言反映，有的地方和部门将疫苗的接种情况与员工的切身利益挂钩，有的单位甚至是无视部分员工的身体特殊情况,要求全员接种,甚至还有的地方为提升企业的接种速度,将接种率与企业的生产经营挂钩,请问如何看待这种"一刀切"的现象,有哪些针对性的措施? 谢谢。

吴良有: 谢谢您的提问。目前,各地正在按照党中央、国务院决策部署,根据突出重点、保障安全的原则,做好新冠病毒疫苗接种工作,有关省份根据当地实际采取了各种行之有效的措施,积累了一些经验。但是个别地区在新冠病毒疫苗接种工作的推动过程中,存在简单化的问题,虽然这些问题不是普遍性的,但是也反映了个别地区组织管理工作还不够精细、精准。下一步,我们将继续加强对各地的指导,要求各地提升新冠病毒疫苗接种管理和组织水平,加强对接种人员的培训,合理设置接种单位,依法依规组织开展新冠病毒疫苗配送,通过精确预约安排接种人数和接种时间,对人员有效分流,防止人员聚集,按照预防接种工作相关规范要求做好全流程操作。我们将继续开展针对性的宣传,引导公众理性看待接种后可能出现的异常反应、偶合反应,增强群众对国产疫苗的信心。18 岁以上的成年人作为接种的主体,也是社会活动相对频繁的群体,接种疫苗既是对自身健康的有效防护,也为家里的老人和儿童建立起了有效的保护屏障。在工作中将坚持"应接尽接"和自愿原则相结合,在充分告知的基础上,引导并鼓励群众积极接种、主动接种,力争实现"应接尽接",切实提高人民群众的获得感、幸福感、安全感。谢谢。

第一财经记者: 我们现在了解到一些大学女生特别关心疫苗接种的问题,比如说接种了新冠病毒疫苗之后是否会影响 HPV(Hypoxic Pulmonary Vasoconstriction,人乳头状瘤病毒)疫苗接种的效果? 还有一些女生担心自己体质比较弱,接种之后会出现头晕、恶心、发热等不适症状,请专家解读一下,谢谢。

王华庆: 谢谢记者的提问。其实疫苗能不能同时接种,涉及疫苗间隔的问题。我们过去主要基于以往经验考虑两点:一是它是不是减毒活疫苗,二是涉及疫苗是不是它的抗原成分有相同的地方。如果是减毒活疫苗,或者是抗原成分有相同的话,疫苗接种需要一定的间隔。因为HPV疫苗是一种灭活疫苗,新冠病毒疫苗也是一种灭活疫苗,HPV疫苗是蛋白亚单位组成的病毒样颗粒疫苗,从理论上来说它俩之间的效果不存在影响的情况。为什么这次我们又提出来接种新冠病毒疫苗的过程中,在通常情况下不能与其他疫苗,包括HPV疫苗同时接种,主要还是考虑不良反应的识别。所以,在通常情况下,不建议新冠病毒疫苗和HPV疫苗,还有其他疫苗同时进行接种。但是如果遇到了被狗咬伤,或者有外伤的情况,注射狂犬病疫苗或者破伤风疫苗的时候,我们建议不要考虑时间间隔,可以优先接种狂犬病疫苗和破伤风疫苗。刚才你提到有一些年轻的女性接种疫苗之后出现头疼、恶心等其他症状,目前根据临床试验的结果,还有疫苗上市后不良反应监测结果来看,绝大多数全身性的反应都属于一般反应,不需要特殊处理,如果病情加重,或者你认为有必要的话,要及时就医诊治。我特别想强调一点,因为接种的人群主要是18~59岁人群,这里面有一部分女性。通过目前我们的监测来看,在这个人群当中还是有个别人出现了心因性反应,为什么出现心因性反应,这可能跟我们在接种疫苗前、接种疫苗过程中、接种疫苗之后紧张或者心理焦虑有一定关系,这导致了心因性反应发生,所以我强调一点,大家在接种疫苗过程中就认为它是一次普通的注射,不需要过度焦虑,要以放松的心态去接种这个疫苗,这样会大大减少出现心因性反应。谢谢。

东方卫视记者: 在新冠病毒疫苗接种技术指南当中的接种禁忌中,包括既往发生过疫苗严重过敏反应时、严重神经系统疾病、急性疾病或慢性疾病急性发作期等,但是我们看到很多网友反映,包括我自己在打疫苗的过程中也注意到,在具体操作中,像咽炎、鼻炎、关节炎、高血压,近日吃过药、喝过酒的人都被"劝退"了，所以我想请问该如何理解这些接种禁忌，在具体接种过程中哪些症状可以接种、哪些坚决不行，我们是如何来把握的？请给我们介绍一下。谢谢。

王华庆：谢谢记者的提问。其实在前段时间，国家出台了《新冠病毒疫苗接种技术指南（第一版）》，出台这个《指南》的目的是为了解决目前在新冠病毒疫苗接种过程中遇到的一些问题，把风险降低到最低。新冠病毒疫苗接种技术指南当中提到了你刚才说到的五种情形，一是对新冠病毒疫苗成分过敏的，包括既往接种疫苗时引起过严重过敏性反应的，如过敏性休克、喉头水肿，这种情况不建议接种疫苗。还有三种情形，一种是如果这个人患了神经系统的疾病，他正处在发作期，包括横贯性脊髓炎、格林 - 巴利综合征等，还有没有控制的癫痫，像这些人我们是不建议接种的。第四种情形列举的比较宽泛，也是一个原则性的，包括出现发热的、疾病急性期、急性疾病、没有控制的慢性疾病。最后一种情形是孕妇不宜接种。这里面除了过敏以外，其他的情况都是暂时的，假如这个人发热了，不发热时就可以接种。假如这个人得了一种急性疾病，痊愈之后就可以接种。还有慢性疾病的发作期，他的疾病如果得到了控制，也可以接种疫苗。所以，对于禁忌当中，大多数是暂时的状态，如果禁忌的状态不存在了就可以接种疫苗。提到过敏，如果这个人第一针接种了新冠病毒疫苗，经过我们的调查诊断专家组确认他是疫苗引起的急性过敏的话，第二针就不能打了。其他一些情况，刚才你说了很多，像鼻炎、咽炎，其实这些都是常见病，也是多发病，总体来说这些人绝大多数都是可以接种疫苗的。刚才也提到了饮酒的问题，我们还是建议在接种疫苗前后尽量保持平稳的生活状态和作息习惯。虽然没有看到饮酒影响疫苗效果，但是过量的饮酒确实影响到免疫功能，所以在这种情况下，我们还是建议接种疫苗前后保持平稳的生活状态。另外你也提到了关节炎，还有一些其他的疾病，我们在说明书当中也有相关的建议，有一些人在服用药物时可能属于免疫抑制药物,如果在使用免疫抑制药物,接种疫苗之后可能会影响疫苗效果。所以这时候如果我们的受种者能判断,要向医生说明,如果不能判断,把用药情况和用药史向接种医生如实说明,医生也会做出判断。为了让疫苗接种得更有效、更安全,大家在接种过程中要把接种疫苗时的健康状况,既往用药史的情况等事项,包括疫苗过敏情况,如实向接种点医生反映,由医生来做出判断,以保证接种疫苗的有效,尽可能降低风险。谢谢。

香港经济导报记者:有的学生家长担心孩子在接种疫苗后可能会产生一些异常反应,这方面学校如何加大科普知识宣传? 谢谢。

刘培俊:感谢这位记者对校园疫苗接种宣传工作的关心和支持。当前,按照教育部的统一部署,各地教育部门和各高校积极行动起来,其中一个重要的工作就是宣传引导、组织动员,让师生,特别是大学生,了解疫苗接种的相关科学知识、相关注意事项,包括刚才记者们关心的生活起居健康生活方式,在这方面做了大量的工作,这是疫苗接种工作的前提。首先是让各高校做好疫苗接种重要性的宣传,让学生、学校、社会、家长认识到新冠病毒疫苗接种工作的重要意义与对于校园疫情防控的重要作用。当前,把疫苗接种作为校园疫情防控的一项重要举措,确保师生安全,确保校园稳定。特别是宣传,让学生们在依法依规、知情同意、自愿免费的前提下,提高对疫苗接种工作重要性的认识、科学知识的认识,提高他们的接种意愿。目前宣传引导的力度很大,效果也很好,宣传的方式也比较多样,通过校园网、图片、视频以及板报等各种方式,大学生对疫苗接种的认识进一步提高,对疫苗接种的安全性、有效性的信息掌握越来越多,更多学生消除了疑虑,履行社会责任,形成合理预期,提高了疫苗接种的知晓率和接种意愿,这也是当前高校疫苗接种工作有序稳妥进展的一个重要举措。谢谢。

美联社记者: 我想问一下关于中国疾病预防控制中心主任高福说的话，高主任昨天说中国疫苗保护效率不高,他说政府考虑混合接种不同的疫苗,或者是采用其他疫苗接种策略。请问政府在这方面有什么考虑或具体计划? 另外,有一些国家也在使用中国研发的疫苗,中国政府是否会告知他们应该如何改变疫苗接种策略? 谢谢。

王华庆: 谢谢这位记者的提问。这次我们在应对新冠肺炎疫情的过程中,其实可以看到,全世界的科学家都在采用已有的技术路线推进疫苗的研发,中国目前已经布局了五条技术路线,其中也包括核酸疫苗,核酸疫苗当中包括 mRNA 疫苗,目前我们国家研发的 mRNA 疫苗也已经进入了临床试验阶段。这是我要回答的第一个问题。关于第二个问题,在整个疫情防控的过程中,或者说在疫苗使用的免疫策略过程中,考虑到各个国家疫情流行状况的不同和疫苗供应状况的不同,其实世界卫生组织在制定疫苗免疫策略时也给不同类别地区或者国家提出来相应的建议。我想,各个国家在制定自己的免疫策略过程中会考虑新冠肺炎流行情况、疫苗的供应情况和疫苗的特性。谢谢。

主持人: 关于疫苗的有效性问题,看看刘沛诚先生有没有补充意见。

刘沛诚: 一个疫苗在Ⅲ期临床研究中得出保护效率的数据,其实是基于临床研究现场条件和临床研究方案,在特定的时间节点基于疫苗组和对照组的发病数计算出来的比值。它的含义是指接种疫苗的群体与没有接种疫苗的群体相比,发病风险减少的概率。疫苗的保护效率会受到当地疾病的流行强度、疫苗免疫程序、不同流行毒株、对病例判定的标准,观察的年龄范围等很多因素的影响,这也是科兴中维的新冠病毒疫苗在不同国家临床研究中得出保护效率不一样的原因之一。另外,我们确实在临床研究中观察到,如果采用更长的接种间隔,保护效果可能会更好,目前虽然临床研究阶段免疫程序是间隔 14 天的程序,但是目前在境内外使用过程中主要推荐 3 周以上接种程序。

香港中评社记者: 据媒体报道,智利自 2021 年 2 月初起大规模接种疫苗,接种率接近 1/3,但当地每日确诊数字不跌反升,请问为什么会出现这样的情况? 这对当前的疫苗接种和疫情防控有哪些启示? 谢谢。

吴尊友: 谢谢这位记者提了一个非常好的问题。从世界卫生组织新冠肺炎疫情的信息更新,我们注意到,在 2021 年 1 月、2 月,全球的疫情出现了一段下降回落,随后全球疫情总体又出现了反弹回升,反弹比较突出的像印度、巴西,智利这个国家从 2020 年 12 月到 2021 年 4 月一直处于疫情上升阶段,2020 年 12 月初,每日报告数大约在 2 000 例左右,到 2021 年 4 月初,每日报告数达到了 8 000 例,也就是说从 2020 年 12 月到 2021 年 4 月,智利的疫情一直处于上升阶段。智利从 2 月开始在全国范围内推进疫苗接种工作,到 4 月初,至少接种了一针次的人数占到总人口的 25%,这个比例还达不到控制疫情所需要的疫苗接种率。在这里我想给大家科普两个基本概念,疫苗接种有两个保护效果: 第一,保护效果是对接种疫苗的个体产生的。这个保护效果,刚才科兴中维的刘沛诚先生也说了,在Ⅲ期临床试验中考核的就是对个体的保护,每个个体接种疫苗以后产生的抗体都能对自己起到保护作用。第二,保护效果是在人群当中,当接种的个体达到一定比例时就能够形成对群体的保护,所以我们把这个叫作群体免疫概念。所以 2020 年英国当时说的群体免疫就是这样一个概念。群体免疫对不同的传染病所需要的接种率的临界值是不一样的,传染性越强,需要接种的比例就越高,传染病越弱,需要的接种率就比较低,像新冠病毒疫苗接种率,它需要达到人群的 70%、80% 才能产生群体保护效果。如果免疫接种率达到 10%、20%、30%,甚至 40%,只能起到个体的保护,不能产生群体免疫,当有传染源传入时还会发生流行,这也就是为什么全球各个国家都在拼,大力地推疫苗接种,要赶在秋冬季下一个流行高峰来临前实现群体免疫接种率需要的覆盖率。谢谢。

红星新闻记者: 一般一款疫苗从研制到获批使用大概需要多长时间?对于我国的新冠病毒疫苗而言,从开发研制到今天的使用又经过了多长时间?另外我们还想知道,目前国药和科兴的疫苗大概什么时候可以获得世界卫生组织紧急使用授权?谢谢。

刘沛诚: 谢谢媒体朋友的提问。一个新的疫苗的开发需要先后经历临床前的研究,I/II/III期的临床研究以及疫苗上市之后还要进行大人群的IV期临床研究,来对疫苗在更大规模人群使用的安全性和有效性进行持续评价。在传统的研发过程中,这些步骤是按照先后顺序进行的,逐步解决关键问题和未知的因素。因为开发一种新的疫苗需要大量的投资,有很多的科学技术问题都需要解决。在正常情况下,企业也会主要依靠自身的力量和有限的外部协作资源来开展疫苗研发。待明确上一步成功之后,才会继续投资进行下一步工作。还有一点,药品的审评部门有很多疫苗需要进行审评,所以各个企业需要排队等待依次进行审评。但是在新冠肺炎疫情席卷全球的大背景下,在各个企业和国家相关部门的大力支持下,我们与药品监督管理局"研审联动",企业得到了大量的技术支持,研发工作也一天没有耽误。在确保疫苗质量的前提下,各项工作流程得到了最大优化,实现无缝衔接。科兴中维通过平行地进行多个开发步骤来节省时间,用一年的时间就实现了新冠病毒疫苗年产20亿剂的目标。关于您关注的世界卫生组织紧急使用授权的情况,2021年春节期间,科兴中维已经完成了世界卫生组织紧急使用授权的生产现场的核查,近期世界卫生组织发言人也表示,疫苗可能很快就获得世界卫生组织的紧急使用授权。另外,世界卫生组织免疫战略咨询专家组也表示,一旦企业疫苗获得了世界卫生组织的紧急使用授权,专家组就会对疫苗提出使用建议,并公开发布。专家组也希望能够在 4 月底之前发布相关使用建议,所以我们也期待能够早日获得世界卫生组织的紧急使用授权,让更多的国家使用这个疫苗。谢谢。

中国教育电视台记者: 刘培俊副司长提到教育部印发部署做好教育系统新冠病毒疫苗接种工作的通知,我们也看到这个通知要求各地教育部门和高校要积极主动做好疫苗接种的工作。请问相对于社会人群来说,高校群体在推进疫苗接种过程中有哪些需要特别注意的? 另外我们都知道,高校学生的基数非常庞大,我们如何切实推进疫苗的分批次接种能够落实到位? 谢谢。

刘培俊: 谢谢。教育系统疫情防控有它的特点,就像您刚才关心的,学生基数大,而且教育系统还有一个特点,人群社会学特征比较突出。在校期间,学生人群密集,空间密闭,接触也比较密切,加强校园的疫情防控可以说是整个社会疫情防控的重点之一。教育系统疫情防控总体的安排,在"三个纳入"的前提下做好"三个统筹",实现"三个到位"。"三个纳入":一是纳入国家疫情防控的总体部署。二是纳入属地疫情防控的管理。三是纳入教育疫情防控的方案。疫情防控我们进入了新的阶段,疫苗接种工作要符合这"三个纳入"。同时做好"三个统筹",实现"三个到位":一是统筹对接全国疫苗接种的总体部署,做到服务保障到位,按照国家疫苗接种的总体部署,分步骤有序推进,教育系统步步跟进,稳扎稳打,几个步骤都安排了教育系统人员的疫苗接种工作。同时,我们要求各地教育部门按照国家的统一部署和步骤安排,把握好节奏,保证好进度,确保校园在疫情防控形势下疫苗接种的安全有序,形成安全的防疫屏障,就像刚才吴尊友先生讲到的,不仅要让孩子个人免疫,而且要形成免疫的总体态势,为校园稳定以及社会的健康做保障。二是统筹对接当地的疫苗接种政策，做到配合协同到位。特别是学校的疫苗接种，要统筹安排在当地的整体疫苗接种大方案里，对接好当地的社区、街道以及疫情防控和疫苗接种的相关机构，一起来做好疫苗接种工作。教育系统和学校要做的工作就是配合当地卫生健康部门和疫苗接种的服务机构安排好校园接种点，规划好接种梯次，组织好在校师生按要求做好接种工作。同时，学校做好学生和老师接种疫苗前后的各项服务保障，确保他们知情、自愿，而且平安有序，配合当地做好工作。三是统筹学生特点需求，做到宣传引导到位。这项工作教育部门和各学校前期做了大量细致有温度的工作，让更多学生和老师了解到疫苗接种的重要意义，对于个人健康、校园健康和社会安全的重要性，大学生们都很自觉，有社会意识、社会担当，他们的知情率、知晓率、接种意愿大幅提高。所以，疫苗接种在教育系统，特别是在高校推进有序，这是一个前提。下一步，我们将继续做好疫苗接种的宣传动员和引导工作，让更多符合接种条件的大学生依法依规、知情自愿接种疫苗，确保校园健康和师生安全。谢谢。

中国日报记者：我们注意到近日世界卫生组织免疫战略咨询专家组表示，国药和科兴中维的两款疫苗保护效力是符合世界卫生组织要求的，不会对人体造成伤害，但也有外媒表示，很少获悉有关中国疫苗安全性和实际效果的科学数据，哪些具体有说服力的数据能证明我国的疫苗质量？谢谢。

刘沛诚：谢谢媒体朋友的提问。确实，全世界都在关注我们疫苗的安全性、有效性科学数据的发布。2021 年 3 月 28 日，国务院联防联控机制新闻发布会上，我们已经介绍了科兴中维的新冠病毒灭活疫苗克尔来福Ⅲ期临床数据发布情况，下面我再更新一下近期的进展。4 月 3 日，我们在公司网站上发布了中英文版的疫苗临床研究数据汇总情况。此外，在此之前,克尔来福成人组和老年人组 I/II 期临床研究论文在《柳叶刀 - 感染性疾病杂志》刊发,近期儿童、青少年 I/II 期临床研究的论文也已经投稿。此外,巴西、印度尼西亚和智利的 III 期临床研究论文已经向《柳叶刀》等杂志投稿,其中智利的 III 期临床研究安全性和免疫原性论文已经在 4 月 6 日以预印版形式公布。土耳其的 III 期临床研究论文也已经在撰写中,即将投稿。近期,巴西、智利等国也将陆续公布大规模接种后疫苗保护效果研究的阶段性结果,欢迎广大媒体朋友关注我们的研究进展,并且对此进行科学的、客观的解读和报道。谢谢。

南方都市报记者:"五一"节很快就要到了,很多人可能会出游,对于这种情况,疫情防控需要特别注意什么?

吴尊友:谢谢记者的提问。这次"五一"假有 5 天,大家都比较期待。随着瑞丽疫情的控制,我国又回到了无本土社区传播病例的好形势,总体来说,全国疫情控制的形势是好的,在社会层面没有感染者,应该说这为我们五一假又开启了绿灯。同时,瑞丽的疫情还在提醒我们,只要境外疫情没有得到很好的控制,落实防控措施、防止境外疫情输入还是一项非常重要的要坚持的工作。"五一"长假即将到来,大家都愿意出去走一走、看一看,享受春天的美丽,但同时一定要时刻牢记疫情防控还是不能放松,特别是在假日期间不要组织、不要参与大规模的聚会、聚餐等聚集性活动,在旅行途中,还是要常记常态化防控个人措施的落实,戴口罩、保持社交距离、勤洗手、常通风,这些措施一定要坚持。只要我们每个人都能做到常态化防控措施,既能够防止新冠肺炎疫情可能的发生,同时又能享受美好的春天时光。谢谢。

中国青年报记者:我的问题想提给教育部的刘培俊副司长,随着清明假期的结束,中考、高考也越来越近了,请问如何在兼顾疫情防控的情况下,顺利推进中高考的备考工作？谢谢。

刘培俊：感谢您关心学校的各项考试,特别是高考和中考。2021年全国的高考工作将于6月7日~8日举行,2月份教育部已经印发了《关于做好2021年普通高校招生工作的通知》,明确要求疫情防控要按照国家考试疫情防控的相关要求做好部署,同时也希望各地教育部门和学校提前谋划,做好预案,按照当地疫情和政策的要求做好疫情防控工作。特别是要细化工作措施,确保关键场所的安全,尤其是命题试卷、考点考场、评卷等重点场所的疫情防控,确保广大考生和考务工作者生命健康安全,确保高考顺利平稳。关于中考,主要是地方事权,由各地统一组织实施,我们相信从目前疫情防控全国趋势来看,趋势向好,基本态势稳定,中考工作可望如期举行。希望各地按照当地疫情防控政策和疫情情况动态把握,教育部也做了总体的考虑:一是统一部署,二是两个特殊安排。统一部署是各地要做好中考工作方案的同时,还要做好疫情防控预案,确保中考有序进行,各种场所人员安全有序,符合国家政策,符合防控标准。两个特殊安排:一是回国参加考试的人员以及其密切接触者,安排备用考场,采取特殊措施,确保他们参加考试。二是如果在中考前后出现疫情中高风险地区,要加强预案的制定,加强措施,特别是应急措施的启动。可以考虑适当调整中考时间,视情况来看。所以,中考的各项工作各地教育部门也做好了准备和安排,确保考试顺利进行。谢谢。

主持人：谢谢刘培俊副司长,谢谢几位嘉宾。今天的发布会几位嘉宾为我们介绍了新冠肺炎疫情防控和疫苗接种的有关情况,也介绍了大学生群体的疫苗接种情况,再次向他们表示感谢。后续我们还会继续召开新闻发布会,欢迎大家继续关注。今天的发布会到此结束,谢谢大家。

国务院联防联控机制就新冠病毒疫苗接种有关情况举行发布会

（第9场）

一、基本情况

时　间	2021 年 4 月 21 日
主　题	介绍新冠病毒疫苗接种有关情况
发布人	国家卫生健康委疾病预防控制局二级巡视员　崔钢 国家卫生健康委医政医管局副局长　李大川 中国疾病预防控制中心免疫规划首席专家　王华庆 中国疾病预防控制中心研究员、国务院联防联控机制科研攻 关组疫苗研发专班专家组成员　邵一鸣
主持人	国家卫生健康委新闻发言人、宣传司副司长　米锋

二、现场实录

主持人：各位媒体朋友，大家下午好！欢迎参加国务院联防联控机制举办的新闻发布会。全球新增新冠肺炎确诊病例数已连续 8 周上升，其中上周新增 526 万例，为疫情发生以来单周最高，病毒继续出现新的变种，提示：在坚持做好"外防输入、内防反弹"的同时，要加快推进新冠病毒疫苗接种，应接尽接，并继续做好个人防护。刚刚收到最新消息，截至目前，全国累计报告接种新冠病毒疫苗超过 2 亿剂次。近期，有群众反映第二剂次预约难的情况。国家为各省份调配供应疫苗时，已充分考虑如

135

期接种第二剂次的需求量。各地要做好精准调配,确保第二剂次接种在8周内完成,避免出现打了上针没有下针的情况,国家卫生健康委各驻点工作组对此也会加强督导。今天发布会的主题是:近期新冠病毒疫苗接种有关情况。我们请来了:国家卫生健康委疾病预防控制局二级巡视员崔钢先生,国家卫生健康委医政医管局副局长李大川先生,中国疾病预防控制中心免疫规划首席专家王华庆先生,中国疾病预防控制中心研究员、国务院联防联控机制科研攻关组疫苗研发专班专家组成员邵一鸣先生。请他们就大家关心的问题,共同回答媒体的提问。下面,请记者朋友提问,提问前请先通报所在的新闻机构。

人民日报记者:据刚才通报的数据显示,我国新冠病毒疫苗的接种已经超过了2亿剂次,请问目前重点地区和重点人群的接种工作进展情况如何?

崔钢:谢谢这位媒体朋友的提问。根据党中央、国务院的部署,各地正在积极推进新冠病毒疫苗接种工作。目前全国疫苗接种工作进展顺利。刚才米锋先生跟大家介绍了,截至目前,我国疫苗接种已经超过2亿剂次,准确的数据,截至2021年4月20日,我国接种1.989 6亿剂次。当前新冠病毒疫苗接种主要围绕两个重点来开展:一是重点地区。优先确保疫情发生风险高的口岸城市、边境地区、大中城市,以及既往发生过聚集性疫情的重点地区推进接种工作。目前相关地区通过积极统筹协调,细化接种安排,提高疫苗周转和接种效率,安全有序地组织好疫苗接种工作。二是重点人群。包括冷链从业人员、医疗卫生人员、机关企事业单位人员、高等院校学生及教职工、大型商超服务人员和保障社会运转的交通、物流、福利机构相关人员等重点人群。同时,为做好相关重点行业和重点人群的接种工作,卫生健康、教育、民政、交通、铁路、民航、住建、文旅、市场监管、国资等行业主管部门对涉及本行业的接种工作都作出了明确部署,力争按期实现新冠病毒疫苗"应接尽接"。目前,重点地区和重点人群的接种工作总体进展顺利。谢谢。

中央广播电视总台央视记者: 近日,《新型冠状病毒肺炎诊疗方案(试行第八版修订版)》已经向全国印发了,修订版和第八版相比有哪些新的变化?做了哪些修订?为什么我们要做这些修订?谢谢。

李大川: 谢谢您的提问。大家可能注意到,2021年4月14日,国家卫生健康委和中医药局联合发布了《新型冠状病毒肺炎诊疗方案(试行第八版修订版)》,这个修订版和原来的第八版诊疗方案主要变化在诊断这个章节,这个章节概括起来是两个方面的变化:第一,增加了诊断原则的表述。诊断原则强调,要根据流行病学史、临床表现和实验室检查结果,进行综合判断。第二,要把新型冠状病毒核酸检测阳性作为首要标准。这是很大的变化。另外也提出来,抗体检测在疑似病例诊断和确诊病例诊断里都有一些描述上的变化。这是因为从2020年开始,全球都在大范围开展新型冠状病毒疫苗的接种工作,我们国家也开展了大量的接种工作。仅仅通过抗体的诊断结果,很难区分患者感染了新冠病毒,还是接种疫苗之后正常的免疫反应。所以,在诊断的部分,我们对抗体检测有关内容进行了调整。在疑似病例诊断部分,我们明确,近期接种疫苗的,如果抗体是阳性的话,不作为参考指标。在确诊病例诊断里面,也提出来,抗体作为诊断标准只限于近期没有接种疫苗的情况。这是修订版的主要变化,谢谢。

中国日报记者: 我们关注到网上的评论,一些老百姓觉得疫苗的有效性不是百分之百,就不值得打了。请问专家如何看待这样的说法?另外,其他传染病疫苗的有效性是什么样的情况?谢谢。

王华庆： 谢谢这位记者的提问。因为疫苗之所以能够批准使用，前提就是它的有效性要达到一定的标准。其实我们疫苗的作用，主要是预防疾病，也有预防重症和预防死亡的作用。其实从目前我们看到的结果，不管是临床试验的还是上市后的观察，它对预防重症的效果更好一些。刚才你问到了其他疫苗的保护效果是多少，过去我们用的疫苗大多数是在90%，也有的是80%的，也有70%的。但是我们让疫苗发挥更大的作用，就是要保持它的高接种率，要巩固这个高接种率，在这样的情况下，疾病才能够得到有效的控制。大家可能知道，我们消灭了天花，我们国家连续二十多年没有脊髓灰质炎了，过去我们国家是乙肝的高流行国家，人群的表面携带率大概在10%左右。当时，5岁以下的儿童也是这样的水平。但是这些年来，我们通过母婴阻断的乙肝免疫策略，使得5岁以下儿童已经降到了0.4%以下，实际它的降低幅度达到了95%以上。这些其实都得益于我们接种疫苗高接种覆盖率这样的措施，使得这些疾病得到了控制。过去，我们也没有考虑它不是100%就不实施这样的措施。所以我想，预防一个疾病，阻断它的传播，或者说降低它的流行强度，其实接种疫苗是更好的一个措施。现在我们有了新冠病毒疫苗，刚才崔钢先生也讲到了，我们是在重点地区、重点人群开始接种，目的是通过有序的接种，让人群的免疫屏障能够建立起来，来达到降低病毒传播强度，最终实现阻断流行、阻断传播的目的。如果大家都认为现在接种的疫苗不是百分之百而不去接种，我们的免疫屏障可能就建立不起来，群体免疫也建立不起来，一旦有了传染源存在的时候，因为绝大多数都没有免疫力，这个疾病就会出现流行，也有可能会出现传播。其实，流行出现和传播出现，控制它的措施，代价也是非常大的。但是对于疫苗来说，我们提前打了，人有免疫力了，我们打得越多，免疫屏障就建立起来了，即使有散在病毒发生，也不会形成大的流行，能够达到我们期望的阻断疾病传播的目的。像麻疹、百日咳，这两个疾病是传染性较强的两个疾病，但是通过接种疫苗，通过非常高的接种率，并且巩固这样高的接

种率,已经把这两种疾病得到很好的控制,去年全国麻疹的发病数不到
1 000例,达到了历史最低水平,百日咳这个疾病也已经降到了很低的水
平,这些都得益于通过接种疫苗,达到高的覆盖率,人群免疫屏障就有了
保障而取得的成果。谢谢。

凤凰卫视记者: 有外媒报道,美国接种新冠病毒疫苗的人群中,仍然有
5 800例感染新冠病毒,74例死亡,某国外疫苗厂商就表示,在接种完成
该公司新冠病毒疫苗后的12个月内,民众可能再注射一剂加强针,请问
出现这种情况的原因是什么?是疫苗的有效率低吗?已接种疫苗的民
众之后还是否需要继续补打疫苗呢?谢谢。

邵一鸣: 谢谢你的问题。我们也都关注到这样的报道,但是我想提醒你
注意的是,这5 800例是从7 000多万人的接种人群当中产生的,所以总
的发生率是小于0.1%的。所以我们说所有的疫苗都不是百分之百的
有效,一定会有些人会感染。另外,我们提到疫苗的保护效果,是分保护
感染、保护疾病和保护传播他人这样一、二、三级的,目前绝大部分疫苗
保护感染都是在50%~80%的水平,最重要的是预防住院、重症和死亡,
一般都在80%以上,这样并不是说明疫苗的效果不好,它的效果是同样
好的。除了临床试验的数据,还有很多真实世界研究的大规模的数据不
断出现,我们看到了它的保护率,维持在一个很高的水平。所以还是需
要人民更积极地接种疫苗,然后达到群体免疫。至于说12个月之后是
不是要加强,这是第二个问题。实际上这两个问题之间是没有直接联系
的。至于半年以后、一年以后,因为我们现在疫苗使用的总体时限在半
年左右,这些数据都在收集和分析的过程当中,各个疫苗厂商,包括各个
国家的免疫规划部门都在研究这些数据。按照免疫程序接种后,什么时
候需要加强,要根据数据做出科学的决定。我们也有可能会像呼吸道传
播的其他疾病比如流感一样,每年需要加强,这就有待于我们最后数据

的分析。

香港经济导报记者: 我们注意到,智利卫生部发表了一项科兴中维新冠病毒疫苗保护效果真实世界研究,研究结果表明预防保护率为 67%、预防死亡率为 80%,能否解读一下有关报告的结果? 谢谢。

邵一鸣: 智利上周五的发表是非常重要的,我们刚刚提到,临床试验有大量数据,临床试验数据能不能落实到真实的防控工作中,目前我们在这之前看到最大的一个研究是以色列的,涉及 100 多万人,但是智利这个已经超过 1 000 万人了,这是目前数量最大的而且也是数据最完整的,是在全国的免疫接种运动当中产生这样的研究数据。这个数据也进一步说明,我们目前的疫苗是非常有效的,既能预防感染,更重要的是它能非常高效地预防住院、重症和死亡。在这种情况下,它就可以使得我们的医疗资源能够不被挤兑,即使感染,也能够很快恢复,然后能够挽救大量的生命,这都是非常好的结果。这样一个大规模的全国疫苗接种运动得到了这样的宝贵数据,目前感染人数还在连续八周持续上升,疫情屡创新高,在这样的情况下,应该是个非常好的消息,是个很大的鼓舞。所以我们大家都是应该助一臂之力,尽快接种,建立起疫苗的群体免疫。

南方都市报记者: 有些人打了新冠病毒疫苗之后可能出现不舒服,或者怀疑自己有不良反应,请问专家,疫苗的不良反应是哪些因素影响的? 如果出现了不良反应的话,会不会影响疫苗接种的效果? 谢谢。

王华庆: 接种疫苗之后,有些人会出现不良反应。实际上,不良反应的产生跟疫苗的特性有关,也跟个人的特殊体质有关。可以举几个例子,像过去我们接种麻风腮减毒活疫苗的时候,它的发热可能会在接种后一两天出现,也有的在大概一周的时候出现。为什么可能出现这样一个发热的过程呢？就跟减毒活疫苗特性有关系。还有像百白破疫苗，以前是全细胞百白破疫苗，现在用的是无细胞百白破疫苗和有组分的百白破疫苗，它的不良反应发生率就大大下降了，因为它的抗原成分更小了，或者它的抗原成分更纯了，这些不良反应跟疫苗的特性有关系。有些时候还跟人的个体差异有关系，比如年龄的因素。为什么这次看到新冠病毒疫苗在做临床试验过程中或者上市后监测过程中，有些年轻人不良反应高一些，老年人就低一些，这也跟他的体质有很大的关系。像有些时候出现了严重过敏，我们就说不要急于再接种了，这就是跟他前期接触到变应原之后产生的过敏有很大的关系。还有一些有免疫缺陷的人，为了保证他的接种安全，其实我们也建议有免疫缺陷的人原则上不接种减毒活疫苗的，就是因为他这种体质，他这种疾病状态，接种减毒活疫苗之后会出现风险。为了降低风险或者管控风险，我们原则上给这些有免疫缺陷的人，不接种减毒活疫苗，要用灭活疫苗来进行替代。这就是说不良反应的情况跟它的疫苗特性，还有包括人的年龄因素、健康状态和既往的过敏史等等这些因素都有关系。所以涉及不良反应的发生，我们也是通过采取一些措施，尤其是严重的不良反应，能把这个降到最低的水平，使风险进一步得到控制，让接种疫苗的人更安全得到疫苗的接种。谢谢。

澎湃新闻记者：我看到国外的媒体有报道一种说法，国外某专家认为，全球大规模推广新冠病毒疫苗接种，可能会促使病毒加速变异，而且会发生病毒的免疫逃逸反应，这样有可能会导致新冠病毒的感染性更强、毒性更大，并且会导致没有很有效的应对办法。所以想请问专家，对于这种说法怎么评价？谢谢。

邵一鸣：谢谢您的问题。这种说法应该是缺乏科学根据的。为什么这样讲呢？我们说病毒变异是个永恒的主题，特别是 RNA 病毒，它的变异基础就是病毒会持续复制。这个病毒如何才能持续复制呢？作为新冠肺炎这种急性的传染病,它的整个病程就几周,它要想持续复制,必须要从感染者循环、不断地传给易感者,就是要流行,不流行就没有机会复制,然后就传播不下去了。从这个意义上来讲,我们要阻断流行,就是两大措施:一是公共卫生措施,我们国家运用得非常好,在疫苗出现之前就已经控制住疫情了。还有一个措施就是使用疫苗。这个疫苗的措施,我们也观察到,亚洲很多国家公共卫生措施运用得也是不错,控制住了疫情,但是欧美一些国家很难使用公共卫生措施,有各种各样的原因,现在他们就寄希望于疫苗。疫苗可以阻断病毒的传播,病毒在不传播的时候就不能复制,不能复制就不会产生更多的变异株,这种情况下,疫苗是绝对起到正向的作用,不会促进更多的变异株的出现。即使没有疫苗,病毒感染人体之后,免疫系统会自己产生对病毒的免疫压力,这种压力下,也会导致变异株的出现。但是,这个人如果事先打了疫苗,那么他就有了基础的免疫力,病毒再进来之后,就会大量把病毒压制下去,能够产生更强的免疫反应,病毒的复制更少,变异的机会也更少。通过疫苗大面积的推广,我们还是可以为未来的病毒发生变异争取到时间,使得我们的企业、我们的研发机构能够针对变异的出现研究新一代针对变异株的疫苗。所以,从这个意义上来讲,疫苗是可以阻止变异株的出现,而不是促进它的出现。

中新社记者: 马上"五一"假期就要到了,假期期间,我们还能不能继续接种疫苗?谢谢。

崔钢: 谢谢这位记者朋友。前面已经跟大家介绍了,目前各地正在按照党中央、国务院部署,积极有序地去推进新冠病毒疫苗接种工作。在实施过程中,我们也是多次要求各地,要提高精细化管理,比如说要做好预约接种,避免群众长时间排队等候,或者避免出现"已经预约上了,到时打不上"这种情况的出现。近日,我们结合目前工作中怎么去提高服务质量,对疫苗接种工作进行再部署、再培训。下一步,我们将继续指导各地,从方便群众、提高服务质量的角度出发,统筹做好包括"五一"节假日等接种工作安排,我们的目的就是要提高人民群众的获得感、幸福感和安全感。谢谢。

中央广播电视总台国广记者: 我们知道医务人员是与新冠病毒直面的人,他们也是新冠病毒疫苗接种的重点人群,请问现在全国新冠病毒疫苗接种的情况怎么样?

李大川: 正如您所说,医务人员战斗在疫情防控和医疗救治工作第一线,相对来说感染风险是比较高的。为此,从 2020 年开始,重点人群疫苗接种工作中,我们就把医务人员作为重点人群之一,优先安排接种。我们要求地方按照先定点医院、后非定点医院,从医院的重点科室到普通科室,按照突出重点、梯次推进的原则开展接种工作。各地按照我们统一要求,也积极创造条件,做好组织协调,方便医务人员接种,同时也避免出现"一刀切"的现象。另外,地方上严格坚持新冠病毒疫苗接种的技术指南第一版,确保接种工作安全进行。到目前为止,医务人员的接种率已经超过 80%。谢谢。

香港中评社记者: 不久前《新英格兰医学杂志》发表文章,针对阿斯利康疫苗接种后血栓形成这一不良反应进行了讨论。另外,也有媒体报道了强生疫苗与几起血栓病例的发生具有关联。我们知道,强生疫苗与阿斯利康疫苗都使用了腺病毒载体,请问应该如何看待腺病毒载体疫苗与血栓形成之间的关联性? 中国的腺病毒载体疫苗研发是否关注到了这一问题,做了哪些工作? 谢谢。

邵一鸣: 谢谢您的问题。安全性是疫苗首先要考虑的问题。《新英格兰医学杂志》发表了文章,也引起了各国药监系统的高度关注。我们注意到,欧盟的药监部门给予了认真研究,他们通过几次会议确认,血栓跟疫苗接种确实是有关的。另外,我们也注意到,美国的药监系统和CDC(Center for Disease Control and Prevention,疾病预防控制中心)也作出了暂停强生公司同样使用腺病毒载体疫苗的决定,他们也观察到了类似的情况,准备开会决定强生疫苗怎么办。我想强调两点。一是它发生的是极为罕见的事件,它的发生率大概是二十万分之一到百万分之一,从这个意义上来讲,它是极罕见的事件。二是它的发生在不同年龄组的人群是有差异的,所以我们考虑到疫苗的效益风险比,越老的人感染风险越高,接种的效益风险比就越大,所以说各国也注意到,欧洲一些国家的药监部门作出了50岁、55岁、60岁以下的人群不使用,英国是决定30岁以下人群不使用。在这种情况下,我们国家政府也是非常重视的,我们国家康希诺公司的疫苗目前接种差不多是百万人,还没有观察到类似的报告。但是药监部门要求,在监控当中特别关注使用腺病毒载体疫苗的血栓问题。我们国家有非常健全的不良反应监测系统,这个可以让百姓放心,一旦发现任何问题,我们会采取措施。但是从总的意义上来讲,疫苗的风险效益比是远远大于它的不良事件的罕见发生率的,在当前很多国家和地区,特别是发展中国家,疫苗严重不足的情况下,我们只要按照科学的数据、有效的监控,各类疫苗都是可以推广使用的。谢谢。

北京广播电视台记者: 请问针对目前疫苗接种的现状来说,疫苗接种在新冠肺炎疫情防控中是如何发挥作用的? 另外,形成群体免疫以后,会有哪些好处? 谢谢。

王华庆: 谢谢这位记者的提问。实际上,传染病的防控,这次通过新冠肺炎疫情防控可能大家都认识到了,我们一般从三个环节来实现:第一,传染源的控制。传染源里面其实包括无症状感染者,也包括患者,这个采取的措施主要是通过隔离或医学观察的措施。第二,切断传播途径。比如大家戴口罩、通风、洗手,包括保持社交距离,就是防止通过飞沫传播、通过接触传播。但这两个措施是非特异的措施。其实我们还有第三个环节,主要是保护易感人群这个环节,是通过疫苗接种。刚才我们也提到了,受种者接种了之后,其中大部分都会产生保护作用。另外也提到了免疫屏障,如果建立了免疫屏障,也使那些因其他原因接种不上疫苗的,可能也会得到保护。所以从既往传染病防控经验来说,通过疫苗接种来预防,比那两个非特异的预防措施效果会更好一些。现在从全球的疫情形势发展来看,其实所有国家都在采取措施,包括对传染源采取措施,也包括对传播途径采取措施。但是许多国家的流行都没有终止过,也没有中断过,有的疫情还出现了反复。我们也看到,控制传染源也好,切断传播途径也好,在一些国家达不到阻断传播的目的。所以,为什么疫苗这么快研发出来了,其实疫情控制的迫切性也是一个主要原因。在目前全球大流行的情况下,要让疾病从全球的流行变成区域的流行,变成国家的流行,变成地方的流行,让流行的强度减缓下来,或者让流行终止下来的话,目前来看,疫苗可能是一个最好的选择。所以我们建立免疫屏障,主要的作用有三个:第一,通过屏障的建立,让这个疾病流行减缓,或者最终达到流行终止的目的,这是靠屏障来实现的。其实这个免疫屏障跟我们过去说的群体免疫是一样的,群体免疫跟什么有关呢?第一是跟保护效力有关,第二跟接种率有关。这个时候我们能改变、能提高的就是接种率,我们把接种率提到越高,免疫屏障形成的就越容易,这样流行就会减缓下来、终止下来。第二,刚才谈到了变异的情况,为什么这种变异在持续,在有些地方出现了加剧的情况,因为人没有免疫力,这个病毒就不断在我们体内进行复制,在不同人群间也会进行传播,传来传去,复制的过程中,有可能加大变异情况的发生。如果我们有了免疫屏障,建立起免疫力,尤其人群当中有免疫力的人群占的比例非常大,病毒的传播和流行遇到有免疫力的人就终止了,终止之后这个病毒就不会再传下去,这样变异就会减缓下来。第三,就是所有疫苗通用的作用,我们知道,打疫苗的时候,我们都问有没有禁忌,其实有禁忌的、不在接种年龄范围的人没法去打疫苗。比如说,小年龄人群不能打疫苗,怎么办?我们就通过大年龄人群打疫苗,实现对他的保护。有些人过敏了或者其他原因也不能打疫苗,怎么办?我们通过免疫屏障的建立,让这些不能打疫苗的人得到保护,这就是疫苗接种建立免疫屏障三个主要的作用。其实还有其他方面的作用,以后我们有机会再来介绍。谢谢。

封面新闻记者: 根据第八版《新型冠状病毒肺炎诊疗方案》,我们想问的是,为什么接种新冠病毒疫苗者和既往感染新冠病毒者原则上抗体不作为诊断的依据?谢谢。

王华庆: 其实刚才李大川副局长在介绍第八版《诊疗方案(修订版)》的时候也谈到了这个问题。感染了新冠病毒之后,我们会产生抗体,而且抗体会持续很长时间,接种疫苗其实也会出现这样的情况。我们过去因为没有接种疫苗,感染的人也少,在这种情况下,检测抗体阳性作为辅助的诊断依据,在科学上有它的特异性。刚才两位嘉宾都介绍了,全国接种疫苗的总剂次已经突破了2个亿,接种的人数也是非常多的。在这种情况下,再把抗体作为诊断依据,从特异性上来说,可能就不符合目前人群当中的现状了。所以这次第八版中,把既往感染者和接种过疫苗的人检测抗体阳性原则上不作为诊断依据,主要原因就是这一点。谢谢。

新华社记者: 我们知道,我国从抗击疫情的一开始就布局了五条疫苗研发的技术路线,现在已经有三条路线相关的疫苗品种获得了紧急使用或者附条件上市的使用。请介绍一下其他技术路线方面的进展情况是什么样的?

邵一鸣：好的，谢谢您的问题。我们国家政府在疫情早期布置了五条技术路线，其中三条技术路线冲到最前面，包括三个灭活疫苗，还有一个病毒载体疫苗，都获得国家药品监督管理局批准附条件上市，在目前预防接种当中发挥着重要作用。另外一个是重组蛋白疫苗，也已经获得了紧急使用批准。我们国家整个新冠病毒疫苗的研发处在国际的第一军团，不仅为我们国家，还为五十几个其他国家人民提供了疫苗的支持。我们另外还布局了若干条技术路线，有十几个疫苗已经进入临床研究，包括减毒流感疫苗载体的技术路线疫苗，正在进行Ⅱ期临床试验，表现出了很好的安全性和免疫原性，我们的 mRNA 疫苗、DNA 核酸疫苗，临床前研究显示了非常好的前景，现在也正在进行Ⅱ期临床的试验。那么如何加快其他技术路线疫苗的发展，还是像前面的疫苗遇到的问题是一样的，因为我们国家疫情控制得非常好，所以我们在境内无法进行Ⅲ期临床试验，我们Ⅲ期临床试验的场地只能设在境外。现在他们又受到了双重的挑战，现在疫情在国际上在不断加剧，很多国家在设安慰剂组，在伦理上有一定的问题，大家都想打疫苗，不想进安慰剂组。我们感觉，可能要有一些创新，一个是同类的疫苗，我们是不是可以通过免疫替代终点来进行评价，加快它们投放市场。当然，还可以通过真实世界研究，来评价疫苗的有效性。谢谢。

主持人：好，谢谢邵一鸣先生，也谢谢以上几位嘉宾，今天的发布会，几位嘉宾为我们介绍了近期新冠病毒疫苗接种的有关情况，后续我们还将继续组织新闻发布会，回应大家的关切，欢迎大家继续关注。今天的发布会到此结束，谢谢大家！

国务院联防联控机制就"五一"假期疫情防控和疫苗接种有关情况举行发布会
（第 10 场）

一、基本情况

时　间	2021 年 4 月 29 日
主　题	介绍"五一"假期疫情防控和疫苗接种有关情况
发布人	交通运输部运输服务司副司长　李华强
	文化和旅游部市场管理司一级巡视员　李健
	国家卫生健康委疾病预防控制局监察专员　王斌
	中国疾病预防控制中心流行病学首席专家　吴尊友
	北京月坛社区卫生服务中心主任　杜雪平
主持人	国家卫生健康委新闻发言人、宣传司副司长　米锋

二、现场实录

主持人：各位媒体朋友，大家下午好！欢迎参加国务院联防联控机制举办的新闻发布会。当前，全球疫情仍在快速蔓延。近一周，全球新增确诊病例数达 575 万例，其中 40% 以上来自中国陆上邻国，多个国家出现暴发式增长，疫情防控呈现长期性、复杂性和不确定性。4 月以来，我国累计新增境外输入确诊病例 364 例，日均新增较上月增长超过两成，"外防输入、内防反弹"压力持续增大。"五一"假期即将到来，人员流动增加，病毒传播风险加大，要毫不放松常态化疫情防控措施，不能麻痹大意、消极厌战，不能心存侥幸、松劲懈怠，不能忽视个人防护。截至2021年4月28日24时，全国累计报告接种新冠病毒疫苗2亿4390.5万剂次，其中55%为近一个月接种。连日来，各地疫苗接种人员加班加点，方便群众。"五一"假期期间，全国疫苗接种工作不断档、"不打烊"，各地要精细化管理、有序安排接种，同时要做好接种人员轮换、轮休和防护；也希望广大群众积极接种，尽早接种。今天发布会的主题是：假期疫情防控和近期新冠病毒疫苗接种有关情况。我们请来了：交通运输部运输服务司副司长李华强先生，文化和旅游部市场管理司一级巡视员李健先生，国家卫生健康委疾病预防控制局监察专员王斌女士，中国疾病预防控制中心流行病学首席专家吴尊友先生，北京月坛社区卫生服务中心主任杜雪平女士。请他们就大家关心的问题共同回答媒体的提问。下面，请记者朋友提问，提问前请先通报所在的新闻机构。

中国交通报记者：即将到来的"五一"假期民众出行热情高涨，可以预见将出现较大规模的人员流动，请问交通运输部门，2021年"五一"假期出行将呈现一个什么样的特点？交通运输部门将采取哪些服务保障措施？谢谢。

李华强：在各方面的共同努力下，国内疫情防控形势总体保持良好态势，"五一"假期公众出行需求旺盛。通过大数据监测分析，"五一"客流将呈现三个特点：一是从出行总量看，全国铁路、公路、水路、民航发送的客运量将达2.65亿人次，日均客流会达到5300万人次，基本恢复到2019年同期水平。二是从时间分布看，将呈现"两头高、中间低"的局面，假期的首、末两天会是客流高峰，中段客流则较为平稳。三是从空间分布看，预计北京、上海、广州等中心城市，以及扬州、北海等部分中小城市公众出行需求较大。假日期间，我们将重点做好以下四个方面工作，全力保障旅客安全、便捷出行：一是强化运输组织保障。指导各地科学调配城乡运力,加密班次,加大客运场站、旅游景区等重点区域的运力投放,做好信息共享,推动各运输方式的有效衔接。二是强化便民工作举措。积极开展定制客运、联网售票、电子客票等服务,关爱帮扶重点旅客,便利老年人出行,进一步改善公众出行体验。三是强化路网运行服务。实行小客车免收通行费政策,做好公路养护巡查和路网运行监测,保障路网畅通。四是强化安全应急管理。指导各地在做好常态化疫情防控工作基础上,严格客运场站源头安全管理,督促客运经营者加强人员培训和车辆维护,切实保障旅客出行安全。同时,指导各地进一步完善应急预案,确保一旦出现突发疫情或恶劣天气,能够响应及时、处置有力。谢谢。

凤凰卫视记者: 随着疫情防控形势的常态化和平稳化,选择在"五一"期间出行的人数越来越多,请问在当前疫情全球不断蔓延的背景下,大家可以在假期期间放心出行吗?另外也想请问专家,对于大量的人员返乡、出游,平安度过"五一"假期有何健康提示?尤其是老年人,对他们的出游有没有什么健康提示?谢谢。

吴尊友: 谢谢这位记者提的问题。当前我国的新冠肺炎疫情防控形势比较好,没有本地传播的病例,但我们还应该看到全球的疫情形势变得更加严峻,尤其是亚洲的部分国家疫情剧烈反弹,把全球每日报告数推向了新高,使得单日报告数超过了去年冬季的单日报告数,又创造了新的日报告数纪录。这些都提醒我们"外防输入"的压力巨大。"五一"期间,建议大家旅行前一定要做好合理的安排,一定要注意个人的防护,常态化防控措施一定要落实到位,不组织、不参加大型的聚集、聚会等活动,旅行途中,一定要注意好个人防护,我们常说的在通风不好的地方戴口罩,保持手卫生,保持社交距离,常通风,这些措施一定要落实。旅行前一定要做好充分的准备,准备口罩、消毒纸巾、免洗洗手液等防护措施。

对于老人出行来说，一方面要特别关注相关的防护用品的准备，同时做好新冠肺炎个人防护用品的准备。做到这些，才可以安全出行。谢谢。

人民日报记者：有网友反映，当前由于我们国家疫情防控形势总体平稳，很多公共场所的防控措施已经放松了，很多人不戴口罩，进入公共场所也不用扫码、测体温。请问当前我们的疫情防控措施是否可以放松呢？谢谢。

王斌：谢谢您的提问。就像刚才几位都讲了，当前我们国家的新冠肺炎疫情防控形势总体向好，经济社会的运行也非常平稳，而且加快了恢复。但是放眼全球，整体的国际疫情还在高位运行，而且出现了变异病毒加速传播的情况，输入我国的疫情风险不容忽视。同时，我国近期在局部地区还有零星散发的病例，个别地方还发生了聚集性疫情，所以防止疫情反弹这样的任务还是比较繁重的。尤其是临近"五一"，人员流动加大，刚才李华强副司长也提到了，2021年"五一"出游的人会有大幅度的增加。这些都使得我们假期的疫情防控不能有丝毫的放松。面对这样的形势，我们主要在各地部署了下面几项工作：第一，加强假期的疫情防控。进一步提醒各地一定要保持对疫情防控的高度敏感性，一定要对疫情防控的长期性、复杂性和不确定性有一个非常清醒、理智的认识，进一步重申了"四方责任"，也就是属地、部门、单位、个人各方面的责任一定要落实，确保疫情防控工作能够经受住"五一"期间大规模人群流动的"压力测试"。第二，从国家卫生健康委的角度来说，会同相关部门进一步强化重点环节的疫情防控。也就是说各个部门和各个行业一定要精准部署疫情防控工作，落实密闭空间和室内场所的消毒、通风等常规措施。第三，要强化监测预警。像医院的发热门诊就要对发热患者进行及时的核酸检测。交通运输、旅游等经营单位要对旅客、游客进行健康监测，对发现有可疑症状的人，一定要按规定及时转运到医疗机构去。做到早发现、早报告。第四,加强值班职守,确保疫情一旦发生,能够积极快速进行处置。各个地方一旦有了这样的情况,要及时启动应急响应,科学划定风险区域范围,同时追踪密切接触者,开展风险人群的筛查。第五,要根据疫情的形势和假期的特点,对群众进行广泛的健康教育宣传,就像刚才吴尊友教授提到的,我们常规的一些疫情防控措施,还是要保持。每个人都是自己健康的第一责任人,所以加强自我防控,少聚集、戴口罩、勤洗手等措施一定要坚持。同时,一定要坚持分餐制、使用公筷,还有打喷嚏、咳嗽的时候注意遮挡,这样的防护措施要做到位。落实这些措施之后,确保我们度过一个平安、健康、祥和的"五一"假期。谢谢。

新华社记者:"五一"假期将至,旅游出行人数可能会有较大幅度的增加,这将给疫情防控带来压力。请问文化和旅游部将采取哪些措施加强旅游出行的疫情防控工作? 谢谢。

李健:谢谢这位记者的提问。确实是很有压力,为此我们已经更新了旅游景区、旅行社等疫情防控的措施指南,要求各地的文化和旅游部门、文物行政部门坚持疫情防控为先,按照当地防控指挥机构的统一部署,动态调整防控措施。"五一"有 5 天假期,预计国内旅游将有较大幅度的增长,为贯彻落实中央领导同志关于疫情防控重要指示批示精神和国务院联防联控机制通知要求,昨天我们又专门召开了全国电视电话会议,对"五一"假期旅游出行疫情防控工作进行了再动员、再部署,强调重点抓好两方面的工作:一是重点抓好旅游景区景点疫情防控工作,督促旅游景区严格落实限量、预约、错峰要求,根据自身承载能力和当地疫情防控形势合理确定有效控制好游客接待数量,全面实施门票预约制,将流量管控关口前置,引导游客有序进入、错峰游览。多平台、多渠道公布景区、景点流量信息,及时发布旅游安全提示,为游客出行提供参考。落实景区、景点进入前扫码登记、体温检测等要求,对景区入口购票的场所、核心景点、餐饮服务点、交通接驳点、狭窄路段等重点区域,要根据承载量制定切实可行、灵活机动的流量管控措施,严防人员瞬时过度集中。采取提前开展时间、检查点前置、多开放入口等措施,加强景区外部游客疏导分流,有效缓解进出入口的压力,优化游览线路,避免导致游客扎堆拥挤等现象。对室内场所还要确保有效的通风换气,使用中央空调的要定期对送风口等设备和部件进行清洗消毒和更换。二是要严格做好旅游各环节疫情防控工作。重点督促旅行社优化线路设计,合理控制团队规模,对旅游产品进行安全风险评估,选择具有相应资质的供应商、合作商,倡导小规模团队出游,科学安排团队旅游线路规模和出游的时间,分时段、分批次、分区域开展旅游活动,配备数量充足的个人防护用品,做好游客的信息采集、健康查验、体温检测等。严格落实各地在交通、住宿、餐饮、游览、购物等方面的疫情防控要求,督促对旅游包车、酒店客房、餐厅等接待设施和场所进行全面清洁消毒。督促导游加强对游客的宣传引导,做好在乘车、入住、购票、游览、就餐等环节的疫情防控提醒,尤其是要提醒游客保持戴口罩、勤洗手等良好的卫生习惯,倡导文明就餐,不滥食野味,落实"光盘行动",防止餐饮浪费。谢谢。

中国教育电视台记者:"五一"假期马上就要到了,各地的博物馆、文化馆和图书馆也将迎来人流的参观高潮,防疫压力也是随之增大。所以想问文化和旅游部,对于这些公共文化机构的防疫将会采取怎样的措施呢?谢谢。

李健:谢谢您的提问。"五一"期间,文化和旅游部将根据中央关于统筹推进疫情防控和经济社会发展工作的精神,积极指导公共文化活动的场所、文博机构等,根据疫情防控等级和应急响应调整情况,按照属地的党委政府要求,科学动态地调整防控策略,严格落实场所防控、公共防护等各项常态化的防控措施。对于疫情中高风险地区仍然是暂停各类聚集性群众文化活动，对于低风险地区，则是根据当地的疫情防控要求，适当调整人数规模，做好应急处置准备，对不符合疫情防控和安全要求的活动不予批准。在严格落实疫情防控措施的基础上，指导各地各级公共图书馆、文化馆、博物馆等场所保障开放的时间，按照限量、预约、错峰的要求，为群众提供公共文化服务。刚才也讲到了针对密闭场所，我们一方面要做好场馆的防控，加强通风换气，定时对公共区域、电子接触屏等设施设备消毒、清洁。另一方面要做好人员的防控，落实预约、登记、佩戴口罩、测量体温、出示健康码实名登记等制度，各地也可以根据各自的情况，结合防控的要求，对入场管控的数量进行总量的控制和动态的调整，避免形成人群的聚集。同时我们也将通过公共文化服务云、网站、微信公众号、小程序等平台，精心选择一批文化慕课、文博展览、专题片、微视频、电子图书等数字资源，丰富群众假日期间的精神文化生活。谢谢。

中央广播电视总台新闻新媒体记者：刚才发布会也介绍了今年"五一"期间接种新冠病毒疫苗"不打烊"，请问在假日期间接种疫苗会不会出现人多排队的现象？在接种现场居民需要做好哪些防护措施？以及基层接种单位会提供哪些便民服务？谢谢。

杜雪平：谢谢您的提问。"五一"节假日期间，基层医疗卫生服务机构正常接种新冠病毒疫苗，基层医疗卫生机构会科学统筹合理安排接种工作，接种者在现场接种时也要做好个人防护，比如还要戴口罩、一米线的排队，不要互相扎堆聊天。负责接种的医务工作者会认真解答各种接种者的问题，核对每一位接种者身份证信息以确保接种工作的安全有序，有不少基层接种点采取了不少便民措施，特别是为老年人接种的时候，有条件的地方设立了绿色通道、预约接诊，老年人来了很多都是不用排队，不用等待，有的提供了观察区专座，提供了老花镜、放大镜，还有的把宣传册印制成大号字体,方便老年人阅读。有的地方还适当配备了控制慢性病和抢救的药品种类,尽可能为群众提供便利和安全的保障。谢谢。

香港经济导报记者: 据报告,当前新冠病毒不断出现变异,给全球抗疫带来挑战。我国病例主要来源于境外输入,最近有的地方出现了入境人员隔离期内核酸检测阴性,隔离期满后出现症状的情况。请问面对病毒变异,我们该如何有效地加强入境人员疫情防控? 谢谢。

王斌: 谢谢您的提问。我们也确实注意到了最近个别地方报告了入境人员隔离期满以后又出现了核酸检测阳性的情况,对此国家卫生健康委高度重视,指导出现这种情况的地方积极进行了有效的处置。为了进一步做好"外防输入"的工作,我们坚持在"人物同防"的基础上强化以下几方面的措施:第一,提高入境人员的核酸检测质量。我们要求对入境人员在隔离期间采集鼻咽拭子进行核酸检测,其中第 14 天,也就是在隔离期满这一天,应当至少采用 2 种试剂,原则上分别由不同的检测机构进行检测,这样做的一个好处就是最大程度上提高核酸检测的灵敏性和准确性。第二,做好入境人员解除隔离以后的健康监测。在对入境人员隔离实施 14 天医学观察措施的基础上,要求入境人员解除隔离后 7 天内严格落实居家健康监测,外出时要做好个人防护,避免参加一些聚集性的活动。解除隔离后次日和第 7 天各开展一次核酸检测,如果出现发热、咳嗽等症状,需要及时就医,有效地减少个别入境人员解除隔离后呈现核酸阳性的疫情传播风险。第三,要求进一步加强集中隔离场所防止感染和传播的措施。集中隔离场所的管理有明确规定,从 2020 年到 2021 年,我们一直强调要加强对集中隔离场所的各项规范落实,完善各项规章制度,督促这些场所的工作人员,要落实个人的防护,做好各项防控措施。第四,强化进口物品的疫情防控。要加强对进口物品的表面,尤其是冷链食品包装以及运输工具的表面进行核酸检测、预防性的消毒，以及对冷链从业人员要定期开展核酸检测，指导严格落实个人的防控措施，并且对他们的健康状况进行监测。我们相信，通过这些措施的采取，能够最大限度防止"外防输入"各项风险的发生。谢谢。

香港中评社记者：有群众反映，接种中国生物的疫苗在接种证明上显示的是兰州生物或者是成都生物，请问这是什么原因？谢谢。

主持人：今天的发布会我们也请到了国药集团中国生物的副总裁张云涛先生，我们请他来回答这个问题。

张云涛：谢谢您的提问。为了进一步保障新冠病毒疫苗的供应，国药集团中国生物统筹布局了国内资源，扩充新冠病毒疫苗原液的产能和制剂分包装的能力，目前国药集团中国生物正利用所属的长春、兰州、成都、上海等生物制品研究所的分包装能力来扩大新冠病毒疫苗产能。按照上市许可持有人制度的规定，北京生物制品研究所委托兰州生物制品研究所、成都生物制品研究所、长春生物制品研究所等企业承担了北京生物制品研究所新冠病毒疫苗制剂分包装任务，这也是符合国际惯例的。为了有效区分证明委托包装的双方企业的关系，委托包装的疫苗在外包装、说明书等企业需要提供的材料上均清晰地描述和标注委托双方的企业信息。疫苗上市许可持有人为北京生物制品研究所，原液生产企业为北京生物制品研究所，制剂分包装企业分别为兰州生物制品研究所、长春生物制品研究所、成都生物制品研究所等。委托分包装操作是严格按照国家相关的法规要求进行的，疫苗原液由北京生物制品研究所生产，与北京生物制品研究所生产和包装的疫苗质量是完全一样的，都是经过有关部门的监管认证，疫苗同样安全可控，完全可以放心接种。针对您提出的这个问题，目前，公众可能关注到的是预防接种信息系统中显示的是制剂分包装企业的信息,我们正在积极配合有关部门,将上市许可持有人信息同步到预防接种的信息中去。同时我们也会进一步加强对疫苗委托制剂分包装概念的普及和说明。谢谢。

中央广播电视总台央视记者: 印度的疫情最近把全球的疫情再次推上了高峰,想问一下这给我们带来什么样的警示?另外,昨天重庆市通报了一例境外输入的病例,他此前曾经有印度的工作史,这也引发了公众的担心,这让我们国内出现印度的变种病毒成为可能,我们是否会因此而调整现有的常态化疫情防控策略?谢谢。

吴尊友: 谢谢这位记者提的问题。大家都非常关心关注印度疫情的剧烈上升,亚洲等部分国家的疫情快速上升,应该说再次给我们敲响了警钟,新冠肺炎疫情防控远远没有结束,同时也提醒我们新冠肺炎疫情的防控具有艰难性、复杂性、反复性、长期性。我国部分城市检测到有印度变异毒株,大家都很关注、很关心,同时也比较担心。实际上新冠肺炎疫情流行以来,病毒变异一直都在发生,只要流行不停,病毒都在变异。无论怎么变异,我们都能够阻断其传播,只要我们能阻断这种毒株的传播、流行,只要能够阻止变异毒株的流行,就可以防止新的变异毒株的发生。所以说落实防控措施最为关键,既可以终止变异毒株的流行,也可以防止新的变异的发生。常态化防控策略是我国从新冠肺炎疫情流行以来确定的基本防控策略,而且一直坚持到现在,这也是我国保持良好的新冠肺炎疫情形势的关键。所以"五一"期间、"五一"以后,我们还会继续坚持常态化防控的各项措施。虽然现在我们国家的疫情总体形势是好的,没有本地传播疫情,但是国际形势非常严峻,"外防输入"的压力更大。这段时间"外防输入"的病例在增加,我们之所以能够控制好,主要是在"外防输入"方面投入了大量的人力、物力,严防死守,才保证了现在大好的疫情形势。所以还得提醒大家不要掉以轻心,我们还要始终绷紧疫情防控这根弦，我们每个人都要坚持常态化防控措施，我们个人的各项防护措施的落实，才能继续维持好良好的形势。谢谢这位记者。

中央广播电视总台央视网记者：请问李华强副司长，刚才您也提到了这个"五一"假期可能集中出行人数较多，请问交通运输部将采取哪些具体措施来防控疫情？谢谢。

李华强：感谢这位记者朋友的提问。近日，国务院联防联控机制已对做好"五一"假期，旅游出行疫情防控工作进行统一部署。交通运输部门严格落实"外防输入、内防反弹、人物同防"的总体要求，通过专项安排、视频调度、明察暗访、驻点检查等方式，进一步强化"五一"期间疫情防控工作。一是着力提升旅客疏运能力。指导各地交通运输部门和运输企业，通过增加运力、班次，优化运输组织方式，减少旅客等待时间，避免人员滞留和长时间聚集。二是严格执行常态化疫情防控措施。督促运输经营者按照有关疫情防控指南要求，进一步落实运输场站和交通工具消毒、通风，以及从业人员防护、旅客测温、戴口罩等防疫措施。三是切实做好"外防输入"工作。继续严格执行公路、水运口岸"货开客关"政策，组织开展入境人员"点对点、一站式"接运工作。指导各地继续做好进口冷链物流疫情防控，对从事国际货物运输的一线从业人员，严格闭环管理，定期组织开展核酸检测。同时继续扎实做好水陆客运港澳航线的疫情防控工作。借此机会，我们提醒广大旅客，为了您和他人的平安健康，"五一"期间出入客运场站、乘坐公共交通工具，请全程佩戴好口罩，配合做好测温工作，自觉做到勤洗手、少聚集，让我们携手，共同维护国内疫情防控良好局面和来之不易的防疫成果。谢谢。

中新社记者：目前国内新冠病毒疫苗接种的需求在进一步增加，疫苗运输的需求也随之增加，想请问交通运输部采取了哪些措施，能够保障疫苗运输的安全和有效运输？谢谢。

李华强：感谢您的提问。交通运输部高度重视新冠病毒疫苗的货物运输组织保障工作，前期我们已经围绕着疫苗运输的运力储备、技术保障、供需对接、部门协同进行了部署安排，总体来看，当前我国疫苗运输的能力较为充足，运行也基本顺畅。为了确保疫苗货物运输更加安全高效，我们重点采取了以下三方面的工作举措：其一，密切协同联动，强化疫苗运输保障工作。根据疫苗的生产、供应、接种总体安排，会同公安、卫健、民航、药监、国家铁路集团等部门和单位，从供需的匹配对接、车辆的通行保障、运输的动态监管、人员的安全教育、风险的隐患防范、信息的全程追溯等六个方面和关键环节入手，对疫苗货物的运输组织保障工作进行了再部署、再安排。督促和指导各有关部门，包括重点企业进一步落实各方面的责任，确保疫苗运输的安全高效。其二，用好调运单制度，实行车辆的免费通行政策。依托疫苗货物运输调运单系统，对执行疫苗货物运输任务的车辆实行免费、不停车、优先快捷通行政策。从近一段时期运输调运单系统运行的情况看，当前疫苗货物运输的批量批次总体上呈上升态势。截止到昨天，已累计生成了 3 000 多笔调运单，我们保障了60 余万件疫苗制剂的高效运输。其三，坚持一事一议，全力解决好疫苗运输的事项和问题。我们 7×24 小时的值班值守、实体化运行，累计受理和解决了 200 余件疫苗货物运输的问题和事项。借此机会，向大家再次公布一下疫苗货物运输保通保畅的值班电话，010-65292831，我们将一事一处理、一事一协调、一事一保障，及时予以支持和保障。谢谢。

中国日报记者：目前，疫苗接种已经成为基层医疗卫生机构的重点工作内容之一，基层投入了大量的人力物力来保障此项工作。请问基层医疗卫生机构采取了哪些措施既保障正常的工作秩序又保障疫苗接种，负责接种的人员能够轮休吗？谢谢。

杜雪平：首先感谢媒体朋友对基层医务工作者的关心，以我所工作的北京市西城区月坛街道月坛社区卫生服务中心为例，从2021年1月1日准备，1月3日开始新冠病毒疫苗的接种工作，目前已接种了16万人次，大家自愿延后年假、探亲假，科学统筹每日合理安排疫苗接种点14台接种台的工作，充分体现了团结协作精神，上级二、三级医院也给予人力及抢救设备、药品的大力支持。基层医务工作者是疫苗接种的主力军，从政府到街道，从各级卫健委到上级医院都在全力以赴，大家齐心协力保证疫苗接种的工作。从我们的工作来看，目前在开展新冠病毒疫苗接种工作的同时，既不影响0~6岁儿童免疫规划正常接种工作，也不影响医疗就诊患者及家庭医生签约工作，大家是加班加点、无私奉献，非常辛苦。我们也尽可能想办法既保证大家每周不超过40小时的工作时间，又解决医务人员的轮休问题。所以团结协作非常重要。谢谢。

中国青年报记者：出行安全一直都是大家关心的问题，请问这个"五一"假期文化和旅游部在让老百姓游得安全、游得舒心方面有哪些举措？谢谢。

李健：谢谢您的提问。这个问题确实是广大游客最为关心的问题，安全重于泰山，安全工作一刻也不能放松，我们要求文化和旅游部门牢固树立"隐患就是事故"的理念，认真研判"五一"假期文化和旅游安全形势，深入开展安全隐患排查治理，严格落实属地管理责任、部门监管责任、企业主体责任。刚才我已经介绍了关于疫情防控方面的措施，下面我再介绍另外四方面的工作：一是强化旅游包车管理。落实六部门《关于进一步加强和改进旅游客运安全管理工作的指导意见》，严格执行"正规社""正规导""正规车"的要求，指导旅行社加强导游、领队安全教育，在行程中提醒司机安全驾驶，游客安全乘车。二是抓好火灾防控监督管理。督促旅游景区、星级饭店、文物保护单位、博物馆、公共图书馆、文化馆站、剧院、上网服务场所、娱乐场所等人员密集的场所，按照应急管理部门要求，开展消防安全隐患排查，重点排查用火用电安全管理，消防设施设备维护和保养，疏散通道和安全出口的畅通等方面的情况。对于自然景观内的景区、户外营地等场所，要加强火源的管控，严格控制野外用火。三是加强特种设备管理。会同相关部门加强对景区内索道、缆车、大型游乐设施以及其他文化和旅游公共场所、经营场所内的锅炉、电梯等特种设备的安全检查，将疫情后运营恢复的设施设备作为检查重点，达不到安全要求的坚决停止运营使用，同时要加强高空、高速、水上潜水、探险等高风险旅游项目的安全监管，落实安全保障的措施。四是落实食品安全管理的要求。督促旅游景区、星级饭店按照市场监管和卫生健康等部门要求，落实好食品采购、运输、加工、贮藏等环节安全管理措施，做好从业人员的健康检测及厨房"四害"防治工作，切实保障游客身体健康和生命安全。督促旅行社选择卫生信誉良好的餐饮单位用餐，对游客做好注意食品安全，预防食物中毒提醒工作。此外，我们还要求各级文化和旅游行政部门抓好应急预案和应急演练，加强与公安、交通、应急管理、卫生健康等部门的协调联动，一旦发生突发情况，迅速予以解决，保障游客的生命安全。谢谢。

南方都市报记者：有群众反映疫苗的第二针接种有困难，对这种情况国家卫生健康委开展了哪些工作？谢谢。

王斌：针对第二剂疫苗的接种，我们第一方面要加强供需衔接，也就是说我们在制定疫苗分配计划的时候，要优先保证第二剂次疫苗的接种需求。第二方面，按照《新冠病毒疫苗接种技术指南（第一版）》的要求，也就是灭活疫苗第二剂次可以在第一剂次接种后的3~8周内完成，特殊情况下相同技术路线的不同生产企业的疫苗可以替换。在这样的原则下，群众接种第二剂次疫苗的选择就有了更多的可能性。第三方面,这段时间以来,我们指导各地进一步细化接种的计划,同时要进行精准预约。在精准预约的过程中,要区分出、测算出第一剂次、第二剂次的各种接种需求,同时各基层的接种单位还要留足一个配送周期的疫苗周转量,这种做法就是要求确保第二剂次群众的接种需求能够得到满足。下一阶段,我们还会在疫苗的计划分配和让各地精准预约以及各项保障措施方面,进一步引导各个地方加强疫苗接种工作。谢谢。

光明日报记者: 请问"五一"期间游客如果在游玩时健康出现了异常,应该如何及时处理? 如果某地发现了无症状感染者,根据流调要求,是不是所有经过该地的人都要进行核酸检测或者隔离? 谢谢。

主持人: 这个问题是很多人普遍关注的,请吴尊友先生来回答这个问题。

吴尊友: 谢谢这位记者提出这样的问题。如果我们在"五一"旅行期间出现异常,一定要就地就医诊治,如果医生判定这种异常是一过性的、轻微的、不需要特殊处理的,可以继续观察。如果医生判定这种异常是比较严重的,需要终止旅行的,一定要听从医生的意见,取消原来的旅行计划。如果医生判定这种异常情况可能是传染病,包括可能是新冠肺炎,在这样的情况下,一定要服从医务人员的安排,进行及时的处置。如果发现无症状感染者,是不是所有的到过无症状感染者去的地方人,一定都得进行隔离呢? 也不是,一定要具体问题具体分析。比方说一个健康的人,在无症状感染者到的那个点前15分钟到达,无症状感染者到达时他在15分钟前已经离开了,以后又没有再次和无症状感染者发生过任何的时空接触,像这样就没有必要进行隔离,如果你要担心,做一个核酸检测也是可以的。我用这个案例说明,我们讲的科学防控、精准施策,就是要具体问题具体分析,这就是一个体现。谢谢这位记者。

封面新闻记者："五一"假期有很多人有出游计划,也有一部分人会担心如果在此期间接种了疫苗身体出现不良反应会影响出游体验,所以对这样一部分人的顾虑,他们会选择可能暂缓接种疫苗的计划,咱们对他们有什么样的建议呢?谢谢。

吴尊友:谢谢这位记者提的问题。首先,疫苗经过实验是安全的,出现不良反应的比例很低,到目前为止,绝大多数接种过疫苗的人基本都没有自我感觉的不良反应,有不良反应的只是极少数。接种疫苗最关心的就是过敏反应,所以我们的各个接种点,你去接种了,医务人员说你接种完了以后要观察30分钟,如果30分钟以内没有过敏反应,后面出现的轻微的反应不需要医学处理。所以没有必要担心,你说"五一"前接种以后会不会出现不良反应,造成你心情不好或者造成不好的体验,这个没有必要过分担心。如果旅行前接种了疫苗,你还是要注意观察,在旅行途中要注意作息安排,防止疲劳,如果有一些症状还是要进行观察。如果你实在说我还是担心,你就等到节后再接种也是可以的。谢谢。

主持人:谢谢,今天的发布会几位嘉宾为我们介绍了假期的疫情防控和疫苗接种有关情况,在此也再次提醒大家坚持戴口罩、勤洗手、多通风、少聚集、一米线、请勿拥挤,而且要积极接种疫苗。在此也祝愿所有的劳动者节日快乐,祝大家身体健康。今天的发布会到此结束,谢谢大家。

国务院联防联控机制就"外防输入"和疫苗接种有关情况举行发布会

（第11场）

一、基本情况

时 间	2021年5月14日
主 题	介绍"外防输入"和疫苗接种有关情况
发布人	国家卫生健康委疾病预防控制局一级巡视员　贺青华
	海关总署卫生检疫司副司长　李政良
	中国民用航空局飞行标准司副司长　韩光祖
	上海市卫生健康委主任　邬惊雷
	中国疾病预防控制中心研究员、国务院联防联控机制科研攻关组疫苗研发专班专家组成员　邵一鸣
主持人	国家卫生健康委新闻发言人、宣传司副司长　米锋

二、现场实录

主持人：各位媒体朋友，大家下午好！欢迎参加国务院联防联控机制举办的新闻发布会。全球新增新冠肺炎确诊病例已连续4周突破500万例，主要来自中国周边国家。5月至今，全国共新增境外输入确诊病例142例，陆地、水面、航空口岸均有报告，其中变异病毒占比增加；5月13日，安徽报告新增本土确诊病例，国家卫生健康委已派出专家组，指导开展流调溯源、核酸检测、社区防控和院感防控等工作。这再次提示："外防输入、内防反弹"压力持续增大。必须时刻紧绷疫情防控这根弦,必须严格做好个人防护,必须强化"人物同防"、做好闭环管理,必须加快推进新冠病毒疫苗接种。截至5月13日,全国累计报告接种新冠病毒疫苗36 691万剂次,其中昨天单日接种1 263.8万剂次。近日,世界卫生组织宣布国药集团北京生物新冠病毒疫苗进入紧急使用清单,并评价这将为全球疫苗供应和疫苗公平做出更大的贡献。今天,国务院联防联控机制综合组发布了《新型冠状病毒肺炎防控方案(第八版)》,各地要切实落实方案各项要求,做好疫情防控和疫苗接种工作。今天发布会的主题是:"外防输入"和疫苗接种情况。我们请来了:国家卫生健康委疾病预防控制局一级巡视员贺青华先生,海关总署卫生检疫司副司长李政良先生,中国民用航空局飞行标准司副司长韩光祖先生,上海市卫生健康委主任邬惊雷先生,中国疾病预防控制中心研究员、国务院联防联控机制科研攻关组疫苗研发专班专家组成员邵一鸣先生。请他们就大家关心的问题共同回答媒体的提问。下面,请记者朋友提问,提问前请先通报所在的新闻机构。

中央广播电视总台新闻新媒体记者:近期我们注意到部分城市出现了境外输入的来自印度的确诊患者,并且感染的是已经变异的新冠病毒,世界卫生组织几天前也发布消息说,印度的疫情正在向周边国家扩散,请问目前我们在"外防输入"的工作上有何安排? 另外,印度的专家也表示高变种的病毒可能导致免疫逃逸和传染性风险,请问此次发现的变异病毒有何特点? 针对印度的变异病毒我国目前有什么特殊的防控手段呢? 谢谢。

贺青华:谢谢您的提问。当前,全球疫情形势依然相当的严峻、复杂,病毒变异呈现以下三个方面的特点:一是新冠病毒变异总体呈加快的趋势,世界卫生组织通报的数据显示,变异的频率从0.1‰逐渐上升到

1.3‰。二是发现的变异株国家数在不断增多,英国的变异株已经在 130 多个国家和地区发现,南非的变异株已经在 80 个国家和地区发现,巴西的变异株在 45 个国家和地区中已经发现。尤其是新近出现的印度的变异株引起了国际社会的广泛关注,已经至少有 44 个国家和地区发现了该变异株的存在。三是随着境外疫情的持续传播,不排除出现新的变异株。无论病毒变异、变快也好,增多也好,我国有能力监测到境外输入的变异株,目前我国先后检测到英国的变异株、南非、巴西、印度的变异株。你讲的第二个问题,关于在"外防输入"方面我们要持续地坚持"人物同防",做到五个方面的加强:一是加强入境人员的联防联控,对入境人员,特别是印度及我国周边疫情高流行国家的入境人员要加强卫生检疫,对入境人员集中隔离,实施从入境地到目的地社区的全程闭环管理。14 天隔离结束前,出发地要及时向目的地推送隔离人员的信息,做好"点对点、人对人"的交接,要求入境人员在旅途期间要做好个人防护,严格实行七天居家的健康管理。二是要加强入境人员的核酸检测,要求入境人员隔离期间采集鼻咽拭子标本开展核酸检测,其中第 14 天的核酸检测应当采集两份标本,采用两种不同试剂,原则上由两个不同检测机构开展检测,确保我们核酸检测质量。三是要加强物防工作。加大对相关国家进口物品,特别是冷链食品的外包装的检验检疫和消毒,强化进口冷链食品以及从业人员的定期核酸检测。四是要加强变异株的监测,对所有病例开展病毒基因序列测定,加强病毒变异跟踪研究,及时评估风险。五是要加强边境口岸地区"外防输入"能力,重点是已经开通的陆路边境口岸要按照疫情防控能力标准,确保各项能力到位。刚才你提到关于变异毒株可能导致免疫逃逸的问题目前研究没有发现。谢谢。

中央广播电视总台 CGTN 记者: 近期国际疫情发展形势严峻,特别是印度变种病毒引发国际社会广泛关注,目前我国国际航班运行情况到底如何? 民航特别是"外防输入"上有什么具体部署和措施? 谢谢。

韩光祖：根据我们统计，近四周以来，每周执行国际入境定期航班 2 080 班，其中客运航班 223 班，货运航班 1 857 班。当前，我国客运航班与 52 个国家保持通航。截至目前，中国民用航空局已对 234 个疫情防控风险较高、触发熔断机制的国际客运航班实施熔断措施，共减少入境航班 487 班。当前境外疫情防控形势依然严峻，"外防输入"的压力非常大。中国民用航空局已经要求各航空公司、机场提高警惕，持续严格落实民航疫情防控指南的要求，严防疫情通过航空途径传播。对国际客运航班要求各航空公司持续做好健康码查验，机上应急隔离区设置和客座率限制要求，从严落实航空器消杀、机上防控、人员防护等防控措施。对国际货运航班，要求各航空公司严格航空器消杀，持续做好货物检测和预防性消毒工作。要求各机场对高风险货物做到专区存放、专车转运、专人处置。此外，民航各部门优先选派已接种疫苗的机组和工作人员参与国际航班旅客和货物的保障工作，强化个体防护，做好相关工作人员的健康监测。随着天气回暖，疫苗快速推广，旅客出行热度持续升温，国内民航市场回暖明显。我们建议旅客仍要保持足够的警惕，做好个人防护，科学佩戴口罩，保持一米以上社交距离。配合做好在机场候机楼实施的健康检测、测温查码工作，尽量使用 APP 自助值机和扫码登记，减少人与人之间的直接接触，在公共区域、登机口等很多地方都提供了手部消毒产品，请大家勤洗手，做好手部消杀工作。如果在机场或者航班上感到发热、干咳、乏力等不适症状，请及时联系我们机场的工作人员和乘务员寻求帮助，谢谢大家。

人民日报记者：近期境外疫情形势越来越严峻，我国面临的疫情输入风险进一步加大，请问海关将如何严守国门，降低疫情输入风险？谢谢。

李政良：谢谢您的提问。面对当前复杂多变的国际疫情形势，海关总署坚决贯彻落实党中央、国务院有关工作部署，按照国务院联防联控机制的统一要求，主动作为、科学防控，毫不放松，抓好"外防输入"的各项工作。坚决遏制疫情经过口岸扩散蔓延，主要采取以下措施。一是强化疫情研判。海关总署紧密跟踪境外疫情的发展态势，多渠道、全方位收集疫情信息。根据疫情信息变化的不同阶段，及时组织跨部门、多领域的专家开展联合风险评估，根据风险评估的结果在全国口岸针对性采取一系列的应对措施，实现科学防控、精准施策。二是严格入境检疫。海关在口岸严格落实"三查三排一转运"的卫生检疫措施，全面加强对入境人员的健康申明卡核验、流行病学调查、采样检测等工作，同时严格做好工作人员的个人防护。实施科学精准的检疫措施，严格各类航空器及其机组人员的检疫，强化对国际航行船舶和换班船员的疫情防控。加大陆路口岸疫情防控的力度，织牢"海陆空"立体防控网。三是落实闭环管理。全国各地海关坚持属地化管理原则，与地方相关部门建立联防联控快速响应机制，加强交流与合作，将口岸防控工作有机融入联防联控整体链条。在口岸检疫环节完成以后，海关按规定将所有人员及信息移交地方，由地方转运至指定医院收治或隔离观察，实现闭环管理。四是坚持人物同防。海关进一步做好进口冷链食品的检疫工作，强化源头管控，加强远程视频检查，督促境外食品企业落实好各项安全防护措施。对发生员工聚集性感染的企业，及时采取暂停进口的措施，同时加强进口冷链食品的风险监测，特别是加大对来自重点国家和地区进口冷链食品的监测检测力度，对检出阳性的境外食品生产企业采取暂停进口申报的紧急预防性措施。严格执行口岸环节预防性消毒监督等各项措施，严防疫情通过进口冷链食品输入风险。下一步，海关总署将持续关注境外疫情发展的趋势，及时开展分析研判，根据国务院联防联控机制统一部署，动态调整口岸防控措施，科学精准做好口岸的新冠肺炎疫情防控工作。谢谢。

澎湃新闻记者：我的问题是关于上海新冠病毒疫苗接种的，我们看到这两个月上海的新冠病毒疫苗接种速度明显加快,我想问一下上海这边疫苗接种推进工作是如何开展的? 还有就是针对老年人这样一些群体,预约还有接种有哪些便民措施? 谢谢。

邬惊雷: 谢谢您关注整个上海的疫情防控和疫苗接种的工作。对上海来讲,城市人口比较多、密度比较高、人流比较大,疫苗接种工作是防疫工作很重要的一项内容。在上海的预防接种中,我们主要做了以下几个方面的工作:第一,提升接种能力。到昨天为止,我们已经接种了2 051万剂。从我们推动疫苗接种工作来讲,一是上海设置了70个大型的临时的接种点来做大规模的接种。二是有218个社区都可以开展接种,同时,有57个流动的接种队来做好服务。上海最大的日接种能力目前已经达到了74万剂次。第二,强化安全保障。我们组织二级以上的综合医院,在接种点上做好医疗安全的保障,防止一些可能出现的不良反应。三是信息化的支撑,在整个的预防接种上,把"健康云"作为全市新冠病毒疫苗接种服务的统一平台,该平台可以为全市市民、港澳台的同胞以及在沪的外籍人士提供统一的入口服务,实现疫苗接种的预约、登记;接种的是什么疫苗,什么地方接种的,它的批号,可以由它推送结果。您刚才特别提到的在信息化的服务过程当中老年人怎么办? 一是在上海好多社区有一个叫健康驿站,专门给老年人服务的健康驿站,我们设置了一键服务,平时他的信息是在里面的,一键预约,老年人比较方便。二是我们广大的志愿者为老年人提供现场预约等方面的服务。还有流动的预约车可以到小区来服务,流动的预约车我们配备了移动的终端,同时对于这些移动终端也可以为信息录入同步来服务,这样为老年人减轻了很多的负担。第三,加强便民服务措施。因为疫苗接种是非常重要的工作,在服务上我们尽量地温馨一点,我们既可以单位集体预约安排时间,也可以个人预约,可以网上预约,也可以直接到接送点当场预约、当场服务。对于像您刚刚提到的老年人还有残障人士等等,我们加强志愿者的服务,一些残障人士专门安排车辆接送。我们还专门配备了哑语的志愿者来做好服务。第四,加强宣传。特别强调预防接种不仅仅是个人的预防接种,也是社会群体免疫屏障建立的重要组成部分,使得大家对于接种的意义能够更多地了解、更多地配合和支持。以上是我们做的一些工作,谢谢。

中央广播电视总台财经节目中心记者: 我们知道世界卫生组织已经正式宣布将中国国药的新冠病毒疫苗列入紧急使用清单,这是世界卫生组织认定的第六种安全有效的高质量疫苗,也是第一个获得世界卫生组织批准的非西方国家的新冠病毒疫苗,请问这对于我国疫苗研发进程以及全球抗击新冠肺炎有什么样的重要意义? 请给我们介绍一下,谢谢。

邵一鸣: 谢谢您的问题。习近平总书记在 73 届世界卫生大会上承诺,我国的新冠病毒疫苗研发完成并投入使用后,将作为全球公共产品,为实现在发展中国家的可及性和可担负性作出中国贡献。我们中国是这样承诺的也是这样兑现的,我们已经向 80 多个国家捐赠了中国疫苗,向 50 多个国家出口了中国疫苗。世界卫生组织批准我们中国的疫苗进入紧急使用清单是一个非常重要的成果,因为过去中国疫苗进入其他国家的时候,都要经过相关国家药监部门的审核审批,需要比较长的时间。世界卫生组织搭建了 COVAX(新冠肺炎疫苗实施计划),是全球新冠病毒疫苗使用的便捷通道,通过世界卫生组织的批准之后,我们国家就有一个快捷的通道,使得我们的疫苗可以更快、更便捷地服务于发展中国家和其他国家的疫情防控。除了我们国药中生北京所的疫苗之外,我们也有一系列的疫苗在世界卫生组织"紧急使用清单"认证过程中,所以我们相信一定会有更多的中国疫苗被世界卫生组织批准,能够更快地用到全球的疫情防控工作当中。就像刚才米锋同志介绍的,全球已经连续多周病例超过 500 万例,所以说现在对疫苗的需求不是缓了,而是更急了,因此有更多的疫苗进入世界卫生组织的平台,可以更好地服务,更好地实现我们人类控制新冠肺炎的目标。

香港中评社记者: 很多外国人和港澳台居民现在定居在上海,我们看到上海已经开始为他们提供疫苗接种服务,请问目前进展情况如何? 他们登记预约的方式与境内人士是否相同? 谢谢。

邬惊雷: 谢谢您关注这个问题。因为上海就像您说到的,在沪的外籍人士、港澳台同胞是比较多的,我们从 2021 年 2 月份起,陆续为在沪外籍人士以及在沪的港澳台同胞开展接种服务。上海市卫生健康委会同市外事办、港澳办、台办,建立工作专班来做好服务。在工作流程和具体措施上,他们跟上海本地居民一样的,就是通过我们上海发布、健康上海来了解整个服务流程。他们预约也跟上海本地居民一样,通过上海的"健康云"平台。还有上海的居民我们有一个叫"随申办"的移动端应用,很多事情都可以在上面处理。他们跟上海市民是一样的,通过这样的办理方式来预约登记。同时我们考虑到在沪的外籍人士语言沟通问题,在服务上选派了英语比较好的医务人员来当志愿者,来配合做这些工作。到昨天为止,上海在沪外籍人士累计接种 33 752 剂,港澳同胞累计接种 4 511 剂,台胞是接种了 8 027 剂。我就介绍这些,谢谢。

凤凰卫视记者: 我们注意到近日世界卫生组织大流行防范和应对独立小组就全球新冠病毒大流行发布了工作报告,想请问中方对报告的内容有何评论? 谢谢。

主持人: 对于这个工作报告,我们认为大流行的防范和应对独立小组做了大量的评估工作,也为全球做好大流行的应对提出了很多建设性的意见。中国政府在疫情防控中建立了统一高效的指挥体系和全民参与的严密防控体系,采取了最全面、最严格、最彻底的防控措施。很多做法和经验已经被许多国家所借鉴,报告中也对中国的相关工作予以了充分的肯定。中国是启动本次独立小组评估工作的决议共提国,我们支持独立小组开展全面、客观、公正的评估,中方也将始终地支持、完善国际层面应对协调机制的相关举措,推动全球团结一致抗疫。谢谢。请继续提问。

东方卫视记者:上海作为年出入境人数最多的口岸城市之一,一直以来"外防输入"的压力都很大。特别是最近部分国家又出现了严重的疫情反弹,针对这些情况,请问上海有哪些防范的措施? 请您介绍一下。

邬惊雷:谢谢您的提问。就像我刚刚介绍的,目前境外的疫情也比较重,上海又是人口多、人口密度高、人流量也比较大的城市。所以在防范境外输入的工作上,按照国家的防控要求,始终坚持人物同防和联防联控是我们工作的关键,建立全流程的口岸防控。一是我们会同海关、边检、民航和海事等部门,主要对入境人员,比如口岸的检疫、信息查验、流行病学调查、核酸检测、采样检测等等,以及信息的及时推送等方面,落实好全程的管理。二是人员入境以后,开展属地闭环的全程管理。16个区派有专班在入境点等候,把入境人员闭环转移到隔离点,落实隔离措施,加强隔离点的规范管理,人防、技防同步来做好。三是货物的防范。货物的防范上,第一,落实责任的主体,主要是比如像属地、部门、进口的企业以及货主和作业场地的责任非常重要。第二,规范流程处置,比如工作人员个人的防护,货物采样的检验检测,外包装的全面的预防性的消杀等等,还有很重要的万一核酸检测阳性整个的流程怎么来处理,这些方面的规范的处置流程非常重要。同时上海还考虑到这些进口冷链的特殊性,我们建立了"三点一库"防范的措施,就是海关查验点、港区提货点、第一存放点以及中转留验库闭环的防控做好这个工作。第三,特别注重人员的防护,对于这些涉及境外货物输入的整个工作流程上的人员,我们是百分之百地接种新冠病毒疫苗,同时百分之百地定期做核酸检测。第四,我们注意面上的监测,这些货物通过这些关口进来以后,到市场或者到批发部等等这些地点,在这个过程中,上海做到"天天有采样、周周有重点、月月全覆盖",比如对批发交易的场所、市场销售中从业人员、环境、物品开展连续的、规范的检测。结合上海机场入境人员比较多的情况,我们组织了一个专业人员的专班,指导机场全程的疫情防控。一是对机场的疫情风险进行评估,二是排查整个机场的防控重点,明确"人物同防""客运、货运分离"的原则,根据这些原则组织编制了上海地区机场地区新冠肺炎疫情防控的管理要求、防控的消毒和个人防护的指引以及应急处置等方案。

邬惊雷:除了这些以外,我们还是强调口岸疫情防控的关口前移,我们配合海关在机场建立了方舱试验检测,把重点航班、重点人员的采样直接在机场检验,提高效率。另外,我们在机场建立了"120"快速转运通道,对这些入境人员,海关在查验的过程中发现有异常的,及时由负压救护车转移到定点的入境人员筛查发热门诊去做排查。我们特别加强了这些"点"的能力,比如说业务场地的扩大,核酸检测能力的提升,专属CT的配备等,以避免交叉。还有一个就是增强救治的能力,这是从整个入境过程采取的一些措施。对全市来讲,我们加快推进市民的疫苗接种,这也是在整个"外防输入"中的重要的一环。我就介绍这些,谢谢。

第一财经记者:我们留意到上海的输入型的病例占到全国的1/4以上,我们想了解一下目前上海在医疗救治包括核酸检测以及医疗资源储备方面有什么样的措施? 目前看来效果如何? 谢谢。

邬惊雷:谢谢您特别关注我们上海整个境外输入的病例。因为上海作为这么大的一个口岸城市,确实境外输入的压力、防范的压力非常大,所以我们强调以下几点:第一是多部门的协作。第二是在整个诊断治疗上强调多学科的联动。特别是针对可疑病例,我们在排查阶段就及时进行研判,关注可疑病例的临床症状和风险因素,虽然还在排查阶段,但也要特别重视入境人员的基础疾病、原发病等,来排查他的风险因子,坚持早筛查、早救治,降低重症的发生率。到昨天为止,上海境外输入的病例是 1 655 例,在院治疗的有 55 例,到目前为止输入性病例是 0 死亡,在院的 55 例病情也是平稳的。从上海来讲,对这些境外输入的病例,我们主要是在几个方面去考虑:一是定点医疗机构的救治能力,到现在为止,我们始终有市级专家在定点医疗机构 24 小时职守。二是每天坚持市级专家集体查房,对每一个病例"一人一方案"诊断治疗。在治疗过程中我们特别强调中西医并重、多学科诊治。除了定点医院,我们在日常的工作中还特别强调市级的综合医院组织专门的团队来整建制入驻,一旦有重症患者的话,有其他支持的团队来做好这项工作。第三,我们特别强调后备医疗资源的储备。针对上海数量较多的境外输入病例,我们专门成立由呼吸科、重症医学科、传染病科、重症护理等组成的专业救治队,可以随时增援定点医院。除了定点医院,其他的市级综合医院和区域性的医疗中心,目前都在逐步让其具备独立诊疗区域的感染科。第四,提升核酸检测的能力。一是现在全市有 146 个可以做核酸的检测机构,上海目前的检测能力单人单管每天可以达到 77 万份。这 146 家机构我们如何确保它的质量呢?我们主要通过定期的飞行检查和室间自控,来保证质量。二是我们组织了一支随时待命的应急采样人员队伍,由全市统一调度来加快采样工作。三是我们开发了核酸检测信息系统,这一系统可以涵盖人员的登记、采样、检测、报告、结果查询整个流程,大大提升了效率。四是除了治疗以外,我们特别强调的就是流调溯源和全市应急处置,大家可能注意到,疫情发生以来,上海出台了"1+5+1"的法规政策和体系,这个体系对提升全市的公共卫生处置能力有非常明确的要求,目前我们打造了一支近 5 000 人的市级应急处置队伍,他们是有统一指挥、兼具防疫救治等功能的预备队。

邬惊雷: 在防范输入方面,还有一个就是全市的监测网非常重要,所以我们不断地加强预检分诊和发热门诊的能力建设,上海目前发热门诊有125 家,特别是强化了这些医疗机构核酸检测的能力,好多发热门诊都配备了专用的 CT。在发热门诊的诊疗过程中,针对需要暂时隔离排查的患者,救治设备的配置也是非常重要的,就是通过第一时间的干预,来做好整个过程中的一些闭环管理。当然我们还有一些社区的发热监测哨点,这样能够渗透到社区,第一时间做好相应处置。

中国日报记者: 目前中国周边国家的疫情呈现蔓延的态势,并逐步向我国的边境逼近,请问海关对此是否有预案和措施? 谢谢。

李政良: 谢谢您的提问。海关总署持续密切跟踪周边国家疫情发展的态势,一旦疫情形势发生变化,将及时组织专家开展风险研判,指导口岸进一步采取有针对性的疫情防控措施。一是做好口岸突发事件应急处置工作,不断完善应对各种可能出现的突发事件应急预案。提前做好人力、物资、检测能力等储备工作,一旦口岸发生突发事件立即启动预案,做好处置工作。二是进一步强化口岸检疫措施,充分运用健康申明卡核验、流行病学调查等各类手段,高度关注具有疫情严重国家旅居史和相关接触史的人员,对其进行重点的排查和检疫。三是进一步强化陆路边境疫情防控措施,严格实施陆路口岸"客停货通"等政策,强化对货运司机的监管,落实闭环管理的要求,并加强对入境车辆消毒工作的监督指导。谢谢。

南方都市报记者: 我们看到上海对于目的地不同的入境人员安排了不同

的隔离政策,比如说苏浙皖长三角地区的隔离政策和其他地方不一样,请问这样做的考虑是什么?防控上的依据有什么?谢谢。

邬惊雷:从上海入境目的地分析,上海加上长三角苏浙皖三省大概在50%左右,长三角地区以外的兄弟省市大概是50%左右。考虑长三角一体化的因素,为充分地利用好相应资源,在国家的批准同意下,在长三角兄弟省的支持下,发挥联防联控机制的作用,来协调区域隔离的资源。所以从2020年9月12日开始,我们对从上海入境,目的地为苏浙皖三省的入境人员实行分段隔离闭环转运措施。怎么做呢?他们在上海采样,在上海隔离三天,然后由兄弟省市闭环转运到当地继续隔离到规定的时间期满。其他的兄弟省市还是在上海实行规定的隔离时间。对于入境以后在上海隔离观察期间出现一些其他情况的,比如说核酸或者抗体阳性的,或者出现症状等等这些,我们还是会按照原有的流程继续留在上海排查诊治,或隔离医学观察至期满。总隔离时间其实还是按照国家的要求,其中有一个闭环的转运,上海总体而言入境人员比较多,所以我们主要是在隔离资源上做一个均衡的分配,我就介绍这些。

新华社记者:我们注意到联防联控机制今天发布了防控方案的第八版,想了解一下它在哪些方面做了一些修订?对于各地今后的疫情防控以及疫苗的接种有哪些新的要求?谢谢。

贺青华:谢谢您对防控方案的关心。为了进一步指导各地做好新冠肺炎病毒的防控工作,在全面总结了我国常态化疫情防控和局部聚集性疫情处置工作经验的基础上,我们结合全国疫情形势的变化以及研究进展,国务院联防联控机制组织修订了新冠肺炎防控方案,第八版的防控方案主要修订内容涉及以下六个方面:一是完善了总体防控要求,加强"外防输入"政策措施,坚持"人物同防",加强对进口冷链食品及其包装的检测和消毒工作。二是强化组织领导和工作指导,指导地方各级党委政府建立健全疫情防控的指挥体系和工作机制,制定完善关于防疫基本行为准则、监测、流行病学调查、密切接触者判定与管理等工作文件。加强对各地防控工作的指导。三是强化疫苗接种,持续做好重点人群和疾病传播风险较高的人群的疫苗接种工作,不断扩大接种人群范围。四是强化疫情监测,制定了新型冠状病毒肺炎监测的相关方案,指导各地开展新冠肺炎监测工作,落实早发现、早报告。五是强化农村地区的疫情防控,加强社区防控,流行病学调查、隔离医学观察、核酸检测等工作的针对性指导和对口支持。六是强化隔离医学观察管理,加强入境人员密切接触者等隔离医学观察管理和核酸检测。这次新发布的第八版防控方案有以上六个方面的调整和修改,第八版防控方案更加完善。全国各地按照防控方案的总体要求能够及时发现散发的病例或者是聚集性疫情,做到早、小、严、实,科学精准、有力、有序、有效地处置疫情,真正做到发现一起疫情、扑灭一起疫情,巩固我们疫情防控的成果。谢谢。

封面新闻记者:近日一位接种过辉瑞疫苗后赴印度的美籍传染病专家仍然感染了新冠病毒的事件引起大家的关注,我们想问的是,这是否说明疫苗并没有很好的保护效力? 谢谢。

邵一鸣:这是一个比较重要的个案。这位美籍传染病学家在访问印度的时候,尽管接种了两剂 mRNA 疫苗,但还是被感染了,我们也不幸地看到他最后还是故去了。我们想说明的是,疫苗的保护不是百分之百,因为科学上没有百分之百,但是我们大家需要了解疫苗的防护作用分为三个层面:预防感染是一级防护,这是最高、最理想的目标;预防发病、减轻疾病的严重程度和避免死亡,是二级防护;预防接种疫苗再感染的人把病毒传给他人,是三级防护。也就是说一级是防感染,二级是防发病,三级是防传播。在这样一个个案中,我们看到一级防护是没有实现的,因为他被感染了。但是我们也观察到他曾经治疗、出院,然后再入院,他又是一个80多岁的患有心脏病、糖尿病等基础性疾病的患者,最后的死亡原因到底是因为新冠肺炎还是其他基础疾病,也就是说二、三级预防的目标有没有实现,是不清楚的。这也让我们回想到另外一个在西安发生的个案,就是一个防治检测人员在工作当中被境外输入的病例所感染,之前,他接种完了我们国家的灭活疫苗,有关部门对此有比较详实的研究数据。我们看到这个患者发病的症状较轻,缓解得很快,跟他一起工作的几十个人没有一个被他传染,也就是说这个个案的二、三级防护是完全成功的。这再次说明我们疫苗不是百分之百的有效,但是我们要看疫苗接种的大人群,绝大部分还都是有效的。据统计,美国在接种9 000多万剂疫苗时,发生了9 000多个感染事件,当然感染的报告可能被低估,但是大多数接种疫苗的人是显著受益的。即使是感染,接种疫苗的人感染后体内的病毒载量是很低的,这也就是为什么西安的个案中疫苗产生了很好的二、三级预防效果,没有传染他人。所以从这个意义上来讲,为了保护自己、家人和社会,呼吁大家积极进行疫苗接种,配合防控工作,建立起人群的免疫屏障。谢谢。

中国卫生杂志记者: 2020年年底以来,新冠病毒新的变种不断出现,国外研究表明,有的变种对于疫苗效果有一定影响,请问目前我国接种的疫苗能否抵抗这些新的变异病毒? 谢谢。

邵一鸣: 谢谢您的问题。国内疫苗研制企业和疫苗研究机构对这个问题是非常重视的,已经开展了一系列研究。病毒变异株是一个永恒的主题,在传播过程中病毒会一直变异,国内和国际一直在追踪。我们可以将新冠变异病毒粗略分成两大类。第一类是2020年上半年流行的早期变异株,研究结果显示,这些变异株不会影响我国疫苗的保护效果。第二类就是您提到的几个列入世界卫生组织关注名单的,比如说英国变异株、南非变异株、巴西变异株等，对这几个毒株，临床试验数据、交叉中和抗体保护数据以及更为重要的百万人规模的真实世界研究显示，我们国家的灭活疫苗和国外的 mRNA 疫苗，对南非变异株、英国变异株、巴西变异株仍有保护效果。在这种情况下，我想再强调一点，病毒变异株依然会不断出现，但是必须有一个条件就是病毒要不断地传播。目前，现有疫苗对多数变异株仍然有效，所以我们就要尽快接种疫苗，只要通过疫苗接种建立起免疫屏障，把病毒传播阻断，变异株的发生就会被阻断。在此，我们也呼吁世界上有能力的国家，能像中国一样，尽快大规模接种疫苗。在国内接种的同时，我国对世界疫苗接种作出了很多贡献，比如说我们为 80 多个国家捐赠了疫苗，还向 50 多个国家出口了疫苗，只有全球建立免疫屏障，才能阻断变异病毒在各国的发生和传播，才能最后终止新冠肺炎疫情，谢谢。

主持人：谢谢。时间关系，我们最后再提两个问题，请继续提问。

中国青年报记者：据媒体报道，近期在印度已经出现了双重变异甚至是三重变异的毒株，针对在印度流行的变异毒株我国的疫苗研发工作有什么特别的安排？谢谢。

邵一鸣：谢谢记者对变异株的高度关注，这也是当前我国疫苗研发的一个重点，我们会通过国际合作等途径第一时间获取变异株。有关部门已经针对若干个变异株开展研究，同时也在评价现有疫苗，印度变异株出现后，我们也正在开展相关研究并收集有关数据。我想告诉大家的是我国灭活疫苗应对变异株是非常快捷的，因为对变异株进行一定的培养鉴定后，整个疫苗生产工艺不需要做任何变更，只需要在投料端将原疫苗株改为新变异株，经过一个周期就可以产出变异株的新疫苗。所以说只要检测数据和研究结果显示应该更新疫苗了，我们就有能力做到及时更新疫苗,并提供给人群开展接种。谢谢你的问题。

中新社记者: 现在国内新冠病毒疫苗接种已经超过了三亿剂次,想问一下目前国内各地疫苗接种的形势如何? 接下来我们在加大推动疫苗接种工作的力度方面会有哪些计划? 谢谢。

贺青华: 感谢您对疫苗接种工作的关心。各地根据党中央、国务院的总体安排部署,按照应接尽接、梯次推进、突出重点、保障安全的原则,分批次加快推进疫苗的接种工作。截止到昨天(5月13日),全国累计接种新冠病毒疫苗是 36 691 万剂次,目前全国日接种能力超过 2 000 万剂次。接种工作保持稳妥有序、向上向好的态势。各地充分开扩思路、出新招、出实招,积累了良好的工作经验,表现在以下五个方面。一是提高接种的组织管理水平,充分发挥基层组织的动员能力,落实好属地、部门、单位和个人的“四方责任”。二是加快疫苗的接种进度,突出重点地区、重点人群,优先保障疫苗供应。三是优化疫苗供需衔接,精准对接,加强疫苗采购、调配和出入库管理。四是大力推进大型临时接种点的建设与管理,实施集中的、地毯式的接种,为群众提供有温度的、人性化的服务,改善群众的体验,提升服务能力,提高接种效率。五是强化接种人员的能力培训,确保接种安全,及时组织专家解疑释惑,解读接种政策,普及健康知识,优化宣传服务,发布权威信息,回应社会关切,提高群众的接种意愿。这里特别要提一下,北京采取的“五化”措施很具有特点,这五化是这五个方面:接种点位设置科学化、接种配置精准化、队伍配备单元化、物质储备模块化、接种全程信息化。本周我们还在北京召开了全国的经验推广会,推广接种工作经验,我们还会继续向全国推广各地好的经验和做法。下一步我们将继续贯彻落实党中央、国务院的决策部署,突出重点地区和重点人群,继续实行前期行之有效的做法,坚持精细化、项目化的管理,按日计划、按周安排、按日调度,接种数量和接种质量并重，以精细化的项目管理方式保障接种的质量和效果。同时做好流动人员的跨地区接种工作的衔接，力争实现"应接尽接"，切实提高人民群众的获得感、幸福感和安全感。

主持人：谢谢贺青华先生，也谢谢以上的几位嘉宾。今天发布会几位嘉宾介绍了"外防输入"和疫苗接种的相关情况，疫苗接种和疫情防控需要我们全社会的共同参与，需要我们每一个人的积极支持，也让我们一起行动起来，共同筑牢疫情防控的防线，今天的发布会到此结束，谢谢大家。

国务院联防联控机制就疫情防控和
疫苗接种有关情况举行发布会
（第12场）

一、基本情况

时　间	2021年5月20日
主　题	介绍疫情防控和疫苗接种有关情况
发布人	国家卫生健康委疾病预防控制局副局长　吴良有
	广东省卫生健康委党组书记、主任　段宇飞
	中国疾病预防控制中心流行病学首席专家　吴尊友
	中国疾病预防控制中心免疫规划首席专家　王华庆
	中国疾病预防控制中心研究员、国务院联防联控机制科研攻关组疫苗研发专班专家组成员　邵一鸣
主持人	国家卫生健康委新闻发言人、宣传司副司长　米锋

二、现场实录

主持人：各位媒体朋友，大家下午好！欢迎参加国务院联防联控机制举办的新闻发布会。近一周，周边国家和地区疫情依然呈现暴发蔓延态势，我国"外防输入"压力持续加大。本轮聚集性疫情累计报告新增本土确诊病例21例，国务院联防联控机制已派出工作组、专家组在安徽、辽宁指导疫情处置和医疗救治工作。近期的疫情再次提醒我们，防控之弦必须时刻紧绷，防控措施必须落实落细，要切实做到"早发现、早报告、早隔离、早治疗"，要压实属地、部门、单位、个人"四方责任",将流调溯源、隔离管理、核酸筛查、医疗救治等方面的要求落实到位。近期,各地群众踊跃接种新冠病毒疫苗,截至2021年5月19日,全国累计报告接种44 951.1万剂次,其中最近8天共接种超过1亿剂次。今天发布会的主题是:近期疫情防控和疫苗接种情况。我们请来了:国家卫生健康委疾病预防控制局副局长吴良有先生,广东省卫生健康委党组书记主任段宇飞先生,中国疾病预防控制中心流行病学首席专家吴尊友先生,中国疾病预防控制中心免疫规划首席专家王华庆先生,中国疾病预防控制中心研究员、国务院联防联控机制科研攻关组疫苗研发专班专家组成员邵一鸣先生。请他们就大家关心的问题共同回答媒体的提问。下面,请记者朋友提问,提问前请先通报所在的新闻机构。

人民日报记者: 当前安徽省和辽宁省的疫情防控形势情况怎么样? 对于我们当前的疫情防控工作有哪些新启示? 谢谢。

吴良有: 谢谢您的提问。近期,辽宁、安徽等地发生了本土聚集性疫情。疫情发生以后,国家卫生健康委、国家疾控局迅速启动了应急响应,紧急调派2支疫情应对常备工作组,赶赴当地指导防控工作,目前各项防控工作正在有力有序开展。辽宁省和安徽省都已经多次召开新闻发布会,向社会通报了最新的疫情情况和防控工作进展。一年多来,我国疫情防控形势总体平稳,全国绝大多数地区没有发生本土疫情,部分地方和群众出现了麻痹思想、松劲心态。这次疫情再次给我们敲响了警钟,提醒疫情还没有过去,国际疫情持续高发,输入我国的风险加大,疫情防控形势仍然严峻复杂,疫情防控工作呈现长期、复杂、不确定的特点,提醒我们疫情防控工作须臾也不能放松。我们呼吁全社会进一步提高风险意识,正确认识疫情防控的形势,国内疫情低风险不等于零风险,我们要共同落实好新冠肺炎疫情防控的各项措施,积极配合和参与新冠病毒疫苗接种工作,共同守护来之不易的抗疫斗争重大战略性成果。谢谢。

中央广播电视总台央视记者：这次安徽和辽宁的疫情来源是哪里？从目前的流调来看，这个病毒是从哪里来的？是不是变异的病毒？这些病例是否和境外的入境人士有接触？如果没有接触，是否说明在社会层面存在一定比例的无症状感染者，这个规模有多大？还有一个问题，这次疫情预计规模有多大？是不是会出现失控的局面？谢谢。

吴尊友：谢谢这位记者提的问题。我国近期没有本土传播病例，也就是说，出现聚集性疫情的病毒一定是来自境外感染的人，或者是污染的物品，溯源工作正在调查当中。安徽省的病例、辽宁省的病例，从病毒的基因序列来看，是完全相同，在同一个传播链上。在社会层面不会长期存在无症状感染者，一般来说，无症状感染者的传染性比较小，无症状感染者通常是有长时间频繁接触，才可以造成传播，通常是家庭的共同生活，或者一起共同劳动。无症状感染者也不会连续传播一代、二代。如果即使传播一代、二代，没有临床病例的话，它就会自动终止了。如果出现临床的病例，可能引发局部的疫情。从 5 月 14 日安徽通报的 10 个病例的双抗体检查来看，抗体都是阴性的，也就是说感染的时间不长，从发现病例到最早的传播，大概有一个最长潜伏期。这样的规模，结合安徽省和辽宁省两轮筛查的结果来看，这起疫情规模不会太大，不会出现像今年年初那样的规模。这次疫情再次提醒我们，警钟要常鸣，防控措施不能松懈，我们每个老百姓还得坚持常态化防控的各项措施。谢谢。

中央广播电视总台财经节目中心记者：大家都很关心现在国产的新冠病毒疫苗能否应对印度报告的变异毒株？另外中国是否会因此调整或者准备调整疫苗的免疫规划，以及疫苗研发生产的技术工艺？请给我们介绍一下，谢谢。

邵一鸣：谢谢您的问题。我们现在正在密切关注新出现的印度报告的变异株的情况，正在开展研究，积累数据。但是我们想告诉公众的是两点：第一，我们国家相关企业和研究机构对于印度报告的变异株也进行了一些研究，初步的研究结果显示，我们现有的疫苗还是可以应对这个印度报告的变异株的，可以产生保护作用。第二，病毒在不断变异过程当中，它的变异还会加大，一旦出现现有疫苗应付不了的变异株，我们国家的灭活疫苗是有很快捷的方法来应对的，因为我们只要在投料端加入新变异株的病毒，整个生产工艺不用做丝毫改变，产品端出来的就是针对变异病毒的新的疫苗，所有的相关部门都在密切跟踪，一旦出现了现有疫苗不能应对的变异毒株，我们就会有新的疫苗投入使用。谢谢。

中央广播电视总台央视记者：这一年来我们看到本土疫情比较多的发生在沿海一些口岸城市，那广东其实也是临海的省份，也有很长的海岸线。我们也注意到，常态化防控以来，广东的疫情防控形势总体还是很平稳的，所以我们想问一下，在防止疫情境外输入方面，广东省有哪些措施？谢谢。

段宇飞：谢谢这位媒体朋友的提问。常态化疫情防控以来，我省先后发生了 6 起境外输入关联病例，均在 7 天内得到快速、科学、有效的处置，未发生传播扩散。回顾这几起疫情的处置过程，概括起来，我们主要是做到了"早发现、快处置、精准控"。第一是早发现，就是始终保持哨点监测的敏感性。首先，完善发热门诊哨点监测。我们做了四个方面的要求：一是省级投资了近 20 亿元，在全省建立了 441 个发热门诊、1 474 个发热诊室，做到了规范化发热门诊县（市、区）全覆盖，发热诊室实现了乡镇全覆盖。二是督促各地严格落实预检分诊和首诊负责制，加强流行病学问诊。三是明确要求未设置发热门诊（诊室）的医疗机构、个体诊所、村卫生站和门诊部一律不得收治发热患者。四是加强医防联动，发热门诊数据及时传送给疾控部门，对可疑疫情的及时处置。其次，严格落实发热门诊核酸排查。对所有发热门诊的患者,都必须进行核酸检测,并不断地完善工作流程,要求对发热门诊患者第一时间采样,6小时内必须报告核酸采样检测结果。抗疫400多天来,我们一直坚持这项防控措施,而且每天实行报告分析和研判。再次,扩大应检尽检的对象。我们省将应检尽检对象由国家规定的8类扩大到21类,比如将跨境的货车司机或者接触冷链的工作人员和相关人员,我们都列入了核酸检测应检尽检的范畴,现在我们省每天核酸检测人数固定在25万到30万。第二是快处置,始终保持快速应对、有效处置。我们将全省市分成了6个片区,每个片区有一个现场工作指导组,处于常备状态。这6个组都是由我们省卫健委的领导担任组长,然后由相关处室的人员和疾控中心的专家作为成员。在工作组下面,我们分了7个专业小组,包括流行病学调查组、大规模核酸检测采样队伍、大规模核酸检测队伍,还有医疗救援队伍、卫生监督队伍、中医治疗队伍,以及心理救援队伍等。一旦发生疫情,我们指导组要求一小时内要集结出发。然后我们还跟公安实行了"三同时",同时赶赴现场、同时开展调查、同时处置疫情。第三是精准控,精准划定防控区域、精准管控重点人群。一是实行三层排查法,首先对第一层密切接触者进行排查;其次,甄别密切接触者,排查潜在的风险;再次,精准确定我们的防控区域,将防控范围划定为最小的单元。二是加强了病原学检测,实现精准溯源。将病毒基因检测应用于病毒监测、疫情处置,并且持续加强新冠病毒突变株相关病原学的监测。所以我们省先后发现了境外输入的英国、南非、尼日利亚、巴西和印度报告的突变株。近期我们省市要求对每一例输入性病例,均要加强样本送检、基因的测序及分析、病毒分离工作,保持对突变株的监测敏感性。谢谢。

南方都市报记者:请问段宇飞主任,因为这次的国内疫情,广东地区疫苗接种有没有变化?请您再给我们介绍一下,下一步您还会在广东做哪些新的部署?特别是便民的措施会有哪些?谢谢。

段宇飞：谢谢这位记者提问。自新冠病毒疫苗紧急接种以来，广东省按照国家的部署，我们高位推动、全力推进，新冠病毒疫苗接种我们是稳步提高的。截至昨晚24时，全省累计接种3 915.42万剂次，累计接种了2 940.54万人，其中1 001.53万人完成了全程（两剂）的接种。4月27日，广东接种了123万剂次，是首次突破了100万剂次的省份。5月14日，全省接种了近150万剂次。新冠病毒疫苗接种，我们主要是采取了下面一些举措。第一，接种策略上，我们实行了区分梯次、板块轮动，依据所处的地理位置是否是口岸城市，人员的流动性、对外交往的频次，以及接种的能力，我们将全省区域分成了三类，第一类地区主要是广州、深圳、佛山、东莞和珠海，是属于重点保障的区域，第二类地区有7个，剩下是第三类区域。在疫苗供应量不是很大的时候，我们重点保证的是第一类区域，当疫苗的供应量大的时候，我们会向第二类和第三类区域增加疫苗的接种工作，采取了轮动推进的策略。我们要求各个市县也必须按照省里这样的策略，市县也要分成三类地区，按照国家的要求，我们还是要保重点，高风险的人群要首先接种。第二，接种单位做到合理设置、安全规范。我们接种单位主要是两类，第一类是固定的接种单位，就是我们全省指定了固定接种单位2 289家，接种单元是6 299个。同时，我们还设立了大型的临时接种点856家，接种单元7 156个。其中，我们设置了60个固定的定点接种点，为港澳台同胞和外籍人士提供疫苗的接种。我们这些接种点，按照最低的能力水平，每个接种单元150剂次算，我们省的接种能力目前是201万剂。实际上，我们有些大型的接种点远远不止150，最多一个大型的接种点，一个接种单元曾经一天接种了400多人次。所以我们省接种的能力还是比较强的。而且我们还制定了多项接种工作指引，多次组织全省培训，派出省级专家分片指导，确保接种工作的安全规范、有序推进。第三，疫苗的配送做到随到随发，不留库存。我们建立了24小时的值班值守制度，每一批国家调过来的疫苗抵达广东后，我们从入库到出库，只需要两个小时,实现了随到随发,不留库存。而且国家一制订出计划通知我们,我们马上根据国家下达的计划,分配到各个市,告诉各市什么时候到多少苗,这样就保证了苗到即种的情况。第四,接种服务做到了信息便民、温馨快捷。我们全力加强信息化保障,通过"粤健通"小程序和"粤苗"APP,为内地居民、港澳台同胞、外籍人士提供预约接种服务。而且我们设置了第二针接种提醒工作,接种后,会通过"粤健通"小程序和手机短信,提醒受种者尽早按照规定的要求去接种第二针。与此同时,各地还根据群众需求,提供团体预约、上门服务等。在港澳台同胞和外籍人士接种点,设定了中英文对照的接种流程、标识引导和科普宣传资料,安排掌握懂英语、粤语等多语言的医务人员及志愿者参与接种服务。谢谢。

健康报记者:近日有公众反映,在接种两剂次新冠病毒疫苗的时候,发现分属于不同的厂家,请问专家,这样的"混打"会不会影响接种效率?什么情况下可以混打,什么情况下不可以?谢谢。

邵一鸣:谢谢您的问题。像这种情况,一般是发生在我们同类同条技术路线的疫苗,才会使用。主要原因可能是疫苗的供应一时没有到位。我们之前做过大量的科学研究试验,在这种情况下,使用另外一个厂家的同一个技术路线的疫苗,效果是完全一样的,既不会影响保护效果,也不会影响疫苗的安全性。我再多说一点,我们国家,包括国际上也看到一些研究数据,不同技术路线的疫苗也在进行"混打",这种"混打"的目的,是为了诱导更强和更持久的免疫反应。但这种方式目前还没有被药监部门审核确定为新的免疫策略,正处在数据积累的阶段。我们也在一直关注,包括我们国家也在开展这方面的研究。谢谢你的问题。

王华庆:我简单补充一下。因为现在我们批准附条件上市的疫苗有三种灭活疫苗,有一种腺病毒疫苗,此外还有紧急使用的疫苗,一种蛋白亚单位疫苗,两种灭活类疫苗。这包括三种技术路线,一个是灭活疫苗这种技术路线,另外也包括了蛋白亚单位的技术路线,还包括了腺病毒这种新的技术路线。因为不同技术路线的疫苗特性是不一样的,这是为什么我们有的打三针,有的打两针,有的打一针,这跟它的技术路线不同有很大的关系,但是目的只有一个,就是保障它的效果和安全性。刚才这位记者提到了什么情况下"混打",什么情况下不能"混打",其实这是个比较通俗的解释。按照新冠病毒疫苗接种技术指南,对于刚才你说到的情况都有相关规定,就是原则上我们建议用同一个企业的同一种技术路线的产品,来完成它的两剂次或者三剂次程序的接种。刚才邵一鸣研究员也提到了,假如这个地区没有再供应或者暂时没有供应这种疫苗,亦或者有异地接种的情况,比如我在某个地方完成了首剂,但是我又到另外一个地方去工作、去生活了,当地又没有提供这种疫苗,怎么办?我们现在要求,如果没有同一个企业、同一种技术路线的产品来供应的特殊情况下,我们建议用同一种技术路线的产品来替代,就是说,灭活疫苗只能替代灭活疫苗,蛋白亚单位疫苗只能替代蛋白亚单位疫苗。当然现在腺病毒疫苗只接种一剂次,不存在这样的情况。不能"混打"的,也就是说在现在没有充分论证和研究证据的情况下,不能说你前面打了灭活疫苗,后面用腺病毒疫苗,或者蛋白亚单位疫苗来替代,就是他们之间不能"混打"。同一技术路线的疫苗可以在特殊情况下进行接种,但是我们还是希望能够使用同一个企业的产品来完成全程的接种。谢谢。

新华社记者:疫苗接种是预防疾病最有效的措施,我国疫苗接种规模正在加速推进,尤其是单日的接种剂次不断攀升,特别是近日的安徽突发疫情中,排队接种疫苗的人数明显增多,接种"爆棚",这说明了什么?对于其他低风险地区的公众有哪些启示?谢谢。

王华庆：谢谢这位记者的提问。正如你所说，接种疫苗是预防传染病的最有效措施之一。其实接种疫苗预防传染病，还能够保证它的可及性，另外接种疫苗也有很大的便利性，所以一般的传染病防控，有疫苗的一般都通过疫苗接种预防。刚才你也提到了，像安徽省、辽宁省出现疫情的情况，我们也看到了群众非常踊跃地去接种疫苗。其实，刚才前面几位也提到，出现疫情就是给了我们提示，我们国家新冠肺炎疫情发生的风险或输入的风险、传播的风险其实是随时存在的，对于疫情我们不能放松，不能麻痹。预防新冠肺炎，除了要保持我们现在已有的防控措施以外，其实接种疫苗目前是我们首选的一个措施。我们国家疫情防控总体比较好，这也给我们疫苗接种赢得了时间，也赢得了空间。在这种情况下，才能让我们的疫苗接种分重点、有序地开展，所以也提醒我们公众，在没有出现疫情的时候，如果给大家提供了疫苗接种机会，接到疫苗接种通知的时候，大家要积极去接种疫苗，让我们的免疫屏障早一天建立起来，也行使我们每个公民应尽的职责。另外想告诉大家，接种疫苗对于预防传染病来说需要一个时间，也需要一个过程，不要出现疫情的时候才积极接种。国家的接种是有序的、有重点的，所以只要接到通知，大家都应该积极去接种。谢谢。

香港经济导报记者：我的问题提给吴尊友先生。在当前境外输入病例持续不断，而我国本土病例重现的疫情形势下，民众应该如何增强防护意识，做好自我防护？谢谢。

吴尊友：谢谢这位记者的提问。从新冠肺炎疫情防控的角度来说，我们每个老百姓都要放眼世界。无论国内没有病例传播的时间有多长，只要境外疫情没有控制，在国内任何地方发生疫情都是有可能的。因此，我们常态化防控的措施一定要落实到位，出门要准备口罩，在人员聚集的地方要戴好口罩等。就像我们每天出门要带上钥匙、手机一样，作为我们每日出门的一种标配。如果你坚持了常态化防控措施，你到某个地方，离开了以后，那个地方报道了有新冠肺炎疫情了，由于你戴了口罩，大家都戴了口罩，你就不会因此成为一个感染者，或者成为一个传播者。所以坚持戴口罩是非常重要的常态化防控措施。当下，全国乃至全球都在接种疫苗，所以我们每个人也要像我们戴口罩一样，抓紧时间接种疫苗。谢谢。

中新社记者： 根据第八版的防控方案，现在要求所有境外输入的病例和本土疫情中首发或者早期的病例，都要接受基因测序工作。请问这个工作开展的考量是什么？目前各地病毒基因测序的能力如何？谢谢。

吴良有： 谢谢您的问题。刚才您提到的第八版的防控方案，在这里我再简要介绍一下。这版方案是在全面总结我国常态化疫情防控和局部聚集性疫情处置工作经验，结合全国疫情形势变化和研究进展，在对第七版防控方案进行修订的基础上形成的。这次修订进一步完善了总体防控要求，强化了疫情防控的组织领导、疫苗接种、疫情监测、农村地区疫情防控、隔离医学观察等重点工作。刚才您提到对所有输入病例和本土疫情中首发或者早期的病例做基因测序，这就是我们加强疫情监测的重要内容之一。开展病毒全基因组测序工作，主要目的是及时发现和分析感染来源，也就是我们在疫情防控里面常常提到的溯源工作，为这个工作提供必要的技术支持。同时，通过基因测序，我们动态地监测病毒变异的情况，为后续研究病毒变异对病原检测和疫苗保护效果影响、调整防控政策等提供科学的依据。新冠肺炎疫情发生以来，各地加强了病毒基因测序能力建设和培训，目前除了中国疾病预防控制中心等国家级机构以外，全国 30 个省（自治区、直辖市）和新疆生产建设兵团都已经具备了病毒全基因组测序的能力。谢谢。

第一财经记者：我看到最近一周的疫苗接种量上升得特别快。在这种疫苗提速接种的速度下，如何能够保证我们的疫苗接种安全和规范呢？谢谢。

吴良有：谢谢您的问题。为了使广大群众尽早获得免疫力，近期各省都在加快新冠病毒疫苗的接种进度。针对目前接种速度的加快，国家卫生健康委多次对各地提出要求，强调要始终把接种安全和规范操作放在首要位置，周密部署接种工作。一是要全面提升接种能力，精准预约安排接种人数和接种时间，统筹做好接种点、医务人员、信息化、冷链运输、医疗救治、注射器等物资保障。二是加强疫苗接种管理信息系统建设，充分发挥信息系统在疫苗周转调度等方面的重要作用，准确掌握接种进度和流转库存状况。三是合理调配医务人员积极参与新冠病毒疫苗接种工作，组织做好人员培训，确保每名接种人员能够熟练掌握接种技术、操作规范和医疗救治等注意事项，做到接种严格按照"三查七对一验证"执行，出现异常反应，能做到及时识别、快速处置。四是严格落实二级以上综合医院分区包片负责接种点医疗保障工作要求，切实抓好"四有"措施，即每个接种点都要有驻点医务人员值守、有急救的设备药品保障、有"120"救护车转运患者、有转运渠道和救治的绿色通道。为了更好地推进接种工作，国务院联防联控机制综合组已经选派了多个工作组，到各省份驻点指导地方加大统筹协调力度，及时解决当地接种工作中存在的问题，同时对好的经验做法进行推广。谢谢。

中央广播电视总台央视社会与法频道记者：当前核酸检测依然是检测新冠病毒重要的标准，局部疫情也提示，在疫情防控进入常态化的情况下，核酸检测工作也必须要伺机而动，做好下一步的准备。请问段宇飞主任，广东在这方面是如何安排部署的？谢谢。

段宇飞：在常态化疫情防控下，我国的核酸检测工作不但没有放松，而且是抓得更紧了，因为它是我们早发现的一个重要的手段。所以我们主要是在下面几个方面去努力：一是持续提升检测能力，不断优化检测服务。截至2021年4月，我们全省共有740家医疗卫生机构具备核酸检测能力，按照单采单检计算，我们现在单日最大检测能力达到了228万人份。全省所有二级以上综合医院、传染病专科医院、疾病预防控制中心都具备了独立核酸检测能力，实现全省县（区）级检测能力百分之百全覆盖。同时，在检测机构中全面推行预约服务，实现分时段、错峰采样。还建立了广东省新冠病毒检测信息平台，提供网上支付、推送检测报告等服务。二是建设机动检测力量，积极应对全员检测。制定工作预案。以县（市、区）为单位，常住人口500万以下的城市，主要依托本地检测力量，积极发挥第三方实验室作用，确保2天内完成全城核酸检测，在一旦出现疫情的情况下。常住人口500万以上的城市，主要通过省内资源调度方式，在3~5天内完成全员核酸检测。另外，我们组建机动检测队伍，在全省核酸采样人员库、检测人员库的基础上，组建机动检测队伍，包括1 200人的检测人员、2 200人的采样人员，配备移动方舱实验室及相关辅助移动设施，形成机动检测能力。二是我们建立了片区机动支援制度，我们全省划为6个片区，同样的在核酸检测这里，我们也是把它划成6个片区，由省级统筹核酸检测力量调度，及时完成全员核酸检测。这里我们按照就近的原则，一旦某个市发生，首先是调遣就近的检测队伍去支援它。三是严抓严管标准规范，落实落细防控措施。2021年4月，我省制定印发了广东省《新冠病毒检测工作规范（第一版）》，明确21类"应检尽检"人群范围，将检测频次分为即时检测、实时检测、定期检测、动态调整等4类情形。同时，严格贯彻执行实验室准入及管理各项要求。四是加强实验室质量的控制，确保检测质量和安全。完善省市两级核酸检测质量控制体系，实施全流程监管和质量控制，分别成立了省新冠病毒检测能力和质量控制专家组和生物安全专家组，实行分片负责制,全面指导各地工作。谢谢。

中国青年报记者: 近期美国疾病预防控制中心宣布,完成新冠病毒疫苗接种后,不需要再佩戴口罩和保持社交距离。目前在我国有一些疫情控制比较好的地方,有一些公众也开始不佩戴口罩了。请问对于公众现在是否需要继续佩戴口罩有没有相关建议? 还有人担心,长期佩戴口罩,特别是一些孩子,会造成呼吸系统的退化,等到大家都摘掉口罩的那天,鼻子会变得敏感,请问这样的担心有没有必要? 谢谢。

吴尊友: 谢谢这位记者的提问。疫苗是预防新冠肺炎的生物学手段,戴口罩、保持社交距离,是我们预防新冠肺炎的公共卫生手段,这两个手段是包容的,可以同时采取的,不是互相排斥的。在人群没有实现群体免疫的情况下,即使打了疫苗,也仍然需要坚持戴口罩。没有打疫苗的,当然要戴口罩,打了疫苗的也要戴口罩。戴口罩对个人、对家庭、对社会,只有好处,没有坏处。口罩的作用,就是把空气当中的颗粒物以及吸附在颗粒上的病原微生物排除在我们吸入的空气之外,既可以防病,也可以减少呼吸道的负荷。只要空气良好,对于儿童也好、对于我们成年人也好,应该说不会由于你坚持戴口罩了,使得你的呼吸道变得更加敏感、不适应了。所以坚持戴口罩,只有好处,没有坏处,这个大家不用担心。谢谢。

封面新闻记者: 近日有公众反映,接种疫苗的时候发现两个人同时使用一瓶疫苗,所以他担心这是不是会导致用量不足,影响接种的效果? 能否给我们解释一下?

邵一鸣: 谢谢。我们国家的厂家生产的两剂次的疫苗和一剂次的疫苗,在原辅料、生产配方、包材、生产场地和工艺参数上都是一样的,不同的只是装量是一剂次还是两剂次。可能有些公众会担心，是不是两个人用一瓶，每个人接种量就不够了，但是我们装量都是有富余量的，两个人使用完全是足够的，所以说公众不需要担心。在国际上，我们看到很多国家，包括我们国家出口的疫苗，都是多剂次的，包括 5 剂次、10 剂次的都有，它的好处就是可以在同样的时间内运输更多的疫苗，节省了包材、运输的运力，这样就可以更好地为全国大规模接种，以及中国疫苗供世界使用发挥作用。谢谢你的问题。

北京广播电视台记者：接着上一个问题，正好我也想问一下，一剂供两人使用，这是个别厂家的使用情况，还是我国目前使用的 5 款疫苗都有可能使用这样的方式？谢谢。

邵一鸣：谢谢您的问题。我们最早实施的是灭活疫苗，有多剂次的。疫苗首先是在保证质量和安全的情况下，提高分装量和运输的能力，提高疫苗供更多人使用的能力，这些都是经过企业验证的。随着我们接种计划的推进，我们国家已经在前期对不同剂次分装的疫苗进行了审评，审评的整个渠道都是完全通畅的，其他的厂家有这个需求的话，我们就可以很快把其他疫苗调整成多剂次的包装量，为中国和国际使用提供便利。谢谢。

荔枝新闻记者：我们注意到，有媒体曾经报道过，此次疫情最早感染的病例可以追溯到"五一"假期期间，马上端午小长假就要到了，这是否会影响大家出游？出游的话，要注意哪些问题？谢谢。

吴尊友：谢谢这位记者的提问。像安徽、辽宁这次报告的疫情，大家都看到了，这些感染者发生感染的环境，是在影楼，是在培训班进行摄影培训。在这样的环境下，人群聚集，通风不好，而且也没有采取防护措施。

这次疫情再次提醒我们，我们个人的防护一定不能松懈，一定要坚持。平时我们出行，都要坚持常态化防控措施，个人防护措施，假日出行，你遇到的人更多，出现人员聚集的机会也更多，就更要加强个人防护措施。谢谢。

中国日报记者：根据新冠病毒疫苗的接种指南，新冠病毒灭活疫苗两剂之间最佳间隔期是 8 周以内，请问第二剂如果超过了 8 周是不是没有效果？谢谢。

王华庆：谢谢这位记者的提问。其实我们在接种疫苗的时候，涉及刚才你说的这个问题，有个通用的原则，就是说假如这个疫苗需要打 2 剂次、3 剂次，这时候剂次和剂次之间是有一个间隔的，通常情况下，按照程序间隔去完成，假如你超过了这个间隔，或者再拉长的话，后续的接种也都是有效的。对于这样一个通用原则，我们这次也写到了《新冠病毒疫苗接种技术指南》中。尤其你刚才提到的灭活疫苗，我们要求是在 8 周之内尽量完成，假如第二针和第一针间隔超过了 8 周，这种情况下也无需补种，或者无需重新开始进行接种。所以，超过了 8 周的话，缺的剂次补上就可以了。当然，我们在这里也进一步提醒公众，在接种疫苗的时候，按照要求，尽量在 8 周之内完成第二剂灭活疫苗的接种。谢谢。

香港中评社记者：目前国际疫情形势还是比较严峻的，我们知道广东省是对外交流的大省，毗邻港澳，请问在"外防输入"方面情况怎么样？主要采取了哪些措施？谢谢。

段宇飞：谢谢这位媒体记者的提问。广东是疫情期间入境人员最多的省份，目前每天全国入境人员，广东是占了 90%。我们目前在用的集中隔离点有 300 多个，每天在隔离点被隔离人员有近 3 万名，我们隔离点的工作人员有近 2 万名。也就是说我们对境外入境人员是严格按照国家联防联控机制要求,全部进行 14 天的集中隔离,确保解除隔离以后对国人没有安全的威胁。针对广东的实际,在"外防输入"方面,我省联防联控机制相关部门,一是坚持人物环境同防,二是坚持粤港澳联防联控,三是坚持"四个严格"实现闭环管理。筑牢从国门到家门的防线,守好祖国的"南大门"。主要措施有"四个严格":一是严格落实境外来粤人员的闭环管理。筑牢口岸检疫、医学观察隔离点、社区排查、发热门诊、医疗救治这五道防线,严格落实入境人员的健康筛查、核酸检测、封闭转运、隔离医学观察四个全覆盖,实现从国门到家门的全流程闭环管理。另外我们通行了"一码通"的健康服务码,实现入境旅客一次申报、多点互联、全程共用。我们对所有境外来粤人员,严格按照国家有关规定,实行严格的隔离和健康管理。二是严格落实重点人群健康管理。我们对口岸的工作人员、转运人员、隔离酒店的工作人员等直接接触境外人员和货物的重点人群及相关人员,建立了健康监测台账,纳入了核酸检测"应检尽检"范围,和疫苗接种"应接尽接"的重点人群。实行"一周检测、两套衣服、三区管理"。在我省的重点人群中,跨境货车司机是防止境外疫情跨境输入的重点和难点。目前,每天深港口岸入境跨境货车司机大概 6 000~7 000 名,我们严格实行了入境的检疫、入境的健康申报和"粤康码"扫码通行。另外,加强点对点运输轨迹的管理、跨境运输全线防疫监督等八大措施,形成入境点、作业点、住宿点、工作沿线的"三点一线"全流程闭环管理。三是严格落实粤港澳联防联控。加强信息共享和应急协同,强化豁免人员和海上流动渔民的管理。目前,粤港澳三地已实现核酸检测结果"双互认";粤澳两地防控措施做到三个一体化,即防控目标一体化、防控措施一体化、防控数据一体化,两地实现凭 7 天内有效核酸检测证明可以自由通行。四是严格落实冷链食品等进口货物全覆盖监测措施。围绕"人员、产品、环境"三大重点,落实"三强化三覆盖",即持续强化冷库、冷链物流企业直接接触人员、产品和环境核酸监测每周全覆盖；持续强化落实市场环境每日清洁通风消毒全覆盖；持续强化进口冷冻肉制品和水产品安全监管全覆盖。谢谢。

深圳卫视记者：也是一个关于广东的问题，请问段宇飞主任，作为对外交往的大省，目前广东的输入性病例以及无症状感染者仍然比较多，广东在医疗救治方面是如何进行统筹安排的？谢谢。

段宇飞：谢谢这位媒体朋友的提问。常态化防控以来，我们省不断夯实常态化医疗救治工作制度，确保救治目标、体系、机制、力度不弱化，再加强。广东实现了零死亡、零院内感染。主要做法有下面几点：一是选优配强，加强定点救治医院的建设管理。我们在常态化防控以后，根据国家新的要求，对全省的定点救治医院进行了重新确定和加强建设，现在我们省一级定点救治医院有 3 家，市有 32 家，每个县再有 1 个后备的定点医院，这是定点医院体系的建设。在这个基础上，我们制定了定点救治医院的规范化管理清单 50 条，只要你是定点医院，就必须按照这 50 条落实各项要求。组织专家督促落实。加强对省内二级以上医疗机构救治资源的定期调度，强化资源储备配置的信息化动态管理。二是分片指导，完善救治专家队伍组建机制。我们全省划分了 7 个片区，实行 3 级专家负责制。每个片区充实了省级专家 8~11 人，并由各地推荐充实地市二线专家，涵盖了呼吸、重症医学、感染、院感、影像、检验等多个学科。三是常态会诊，提高在院患者管理的效率，建立定期在线会诊制度，每月两次，由省三线专家，也就是省一级的专家，对在院患者进行远程会诊，重点指导重型以上或核酸长阳患者诊疗。建立随时会诊制度，调派救治专家组组长、副组长或片区专家，对重型以上病例及时现场会诊，对部分重型以上病例实施定点救治诊疗和延伸 ICU 病房，派驻重症团队整建制接管，取得良好效果。四是强化责任，严密构筑医院感染防控的防火墙。我们省明确,由分管的市领导、卫生健康行政部门的主要领导和医疗机构主要负责同志,省一级、市一级都签了责任状,就是院感防控,这三个人都是要负主体责任的。先后制定了 158 项院感防控流程指引,首创和持续推广感控督导员制度,建立分层分级监督机制,持续落实医疗机构重点人群核酸检测"应检尽检",强化病房探视及其陪护人员的管理。谢谢。

人民日报健康客户端记者: 请问,目前对于印度报告的变异毒株是否有初步的研究结果? 这些变异毒株的严重程度如何? 谢谢。

吴尊友: 谢谢这位记者的提问。自新冠肺炎疫情发生以来,世界卫生组织专门设立了一个网站,监测全球的病毒变异情况,各个国家把新发现的变异毒株都上传到这个监测网上。从监测网可以看到,印度报告的变异毒株有三千多株。我们知道,上报的、监测的毒株只占实际病例的很小一部分,也就是说,在印度真正的变异毒株可能超过或者远远超过三千多株。病毒变异是不是变异的数量越多越可怕? 不是。病毒的变异,最重要的是看它变异的性质,微小的变异不需要给予关注。世界卫生组织把病毒变异分成三大类:第一类是特别"需要警惕的变异毒株",像英国报告的、巴西报告的、南非报告的。第二类叫"值得关注的变异毒株"。像印度报告的这起变异,就是目前流行占优势的毒株,就属于这一类别。其他的变异,就属于"无需关注的变异毒株"。谢谢。

红星新闻记者: 我们注意到,有公众在接种疫苗的时候,在疫苗中发现了絮状物,他们担心这种情况是否说明咱们的疫苗存在质量问题? 请专家解释一下这个问题。谢谢。

邵一鸣: 谢谢您的问题。我们国家的厂家生产的新冠病毒疫苗,在放行前是要经过严格的质量检验的,首先是厂家的自检,按照国家标准,诸多项要全部进行自检,自检合格以后,会报检,报到我们国家药品监督管理局,以及药品监督管理局指定的相关第三方检验机构。通过第二次检验合格之后,国家药品监督管理局还要进行批签发的检验,批签发检验合格之后才能放行。对于疫苗的外观,我给大家科普一下,不是说疫苗外观是完全澄清透明的,像蒸馏水一样,不是这种外观。因为疫苗内有疫苗的成分,还有疫苗的佐剂,疫苗的佐剂要吸附疫苗的组分,他们之间会形成一种乳白色的混悬液体,混悬液体在静置的情况下可以分层。我们的质量标准是这么定的,合格的疫苗"应为乳白色混悬液体,可因沉淀而分层,易摇散"。一摇以后,很容易分散开,是相对均匀的乳白状,这都是合格的。所以说,我们大家可以放心,我们有两个层级的几种检验。刚才忘了说一点,在疫苗出厂的时候,有一个机器对它的澄清度的透检,这个是机器检,再加上工作人员对疫苗外观的检验。疫苗一旦发生问题,在这些检验过程中,会被及时发现和剔除。到了接种点上使用的疫苗都是合格的。

主持人: 谢谢以上几位嘉宾,今天的发布会我们几位嘉宾回答了记者朋友提出的 20 个问题,有 20 位记者提问,这也再次刷新了联防联控机制新闻发布会的纪录。几位嘉宾回答了大家普遍关心的疫情防控、病毒变异,包括疫苗接种以及疫苗知识的相关情况。在此谢谢各位嘉宾,也再次谢谢各位记者朋友的关注,后续我们还将继续举办发布会来回应大家的关切。今天的发布会到此结束,谢谢大家。

国务院联防联控机制就疫情防控和疫苗接种有关情况举行发布会

（第13场）

一、基本情况

时　间	2021 年 5 月 31 日
主　题	介绍疫情防控和疫苗接种有关情况
发布人	国家卫生健康委疾病预防控制局二级巡视员　崔钢
	四川省卫生健康委党组书记　敬静
	中国疾病预防控制中心研究员　冯子健
	中国疾病预防控制中心研究员、国务院联防联控机制科研攻关组疫苗研发专班专家组成员　邵一鸣
主持人	国家卫生健康委新闻发言人、宣传司副司长　米锋

二、现场实录

主持人: 各位媒体朋友,大家下午好! 欢迎参加国务院联防联控机制举办的新闻发布会。进入 5 月以来,全国累计报告新增本土确诊病例 50 例,连续 18 天报告新增本土确诊病例或无症状感染者,涉及多个省份。疫情呈现出传播速度较快,毒株传播力强的特征。国务院联防联控机制已派出工作组,赴广东指导疫情处置工作。要采取最坚决、最果断、最严格的措施,控制中高风险地区聚集性活动和人员流动,阻断疫情传播;落细、落准社区防控要求,切实做好居家隔离人员管理、健康监测、物资保障等工作;强化"外防输入"各项措施,加强重点人群健康监测。截至2021年5月30日,全国累计报告接种新冠病毒疫苗 63 917.2 万剂次。疫苗接种加速大规模推进,5月以来平均每天接种1 247万剂次,是4月份的2.58倍,其中单日接种最高超过2 000万剂次。要继续加快推进疫苗接种,共筑免疫长城。中国履行将疫苗作为公共产品的承诺,已向全球供应了累计3亿剂次的疫苗,为促进疫苗在发展中国家的可及性和可负担性作出贡献。今天发布会的主题是:近期疫情防控和疫苗接种情况。我们请来了:国家卫生健康委疾病预防控制局二级巡视员崔钢先生,四川省卫生健康委党组书记敬静女士,中国疾病预防控制中心研究员冯子健先生,中国疾病预防控制中心研究员、国务院联防联控机制科研攻关组疫苗研发专班专家组成员邵一鸣先生。请他们就大家关心的问题共同回答媒体的提问。下面,请记者朋友提问,提问前请先通报所在的新闻机构。

新华社记者: 有网友反映,尽管国家不允许强制接种新冠病毒疫苗,但是还有的地方存在"一刀切"的现象,请问要怎样避免这种情况?谢谢。

崔钢: 谢谢这位媒体朋友对这个问题的关心。目前,各地正在按照党中央、国务院的决策部署,根据"应接尽接、梯次推进、突出重点、保障安全"的原则,分批次加快推进疫苗接种工作。近期,接种工作明显加快。各地在实施过程中采取了许多行之有效的措施,来保证工作的顺利开展。在接种过程中,个别地方组织工作还不够精细、精准,存在"一刀切"的管理简单化的现象。前期国家卫生健康委已经针对防范这些问题多次提出要求,强调各地要及时发现和纠正带有苗头性、倾向性的这些问题,进一步提高精细化的管理水平和能力,加强风险排查和防范,细致做好工作,确保接种工作安全。下一步,国家卫生健康委将继续加强对各地的指导,坚持精细化、项目化的管理,以及接种数量和质量并重,切实提高人民群众的获得感、幸福感、安全感。谢谢。

中国网记者：四川省是人口大省，交通不便的地区也较多，请问四川在保证疫苗接种方面有哪些经验和措施可以分享？对于下一阶段疫苗接种计划有何安排？谢谢。

敬静：非常感谢这位记者的提问。四川省地域辽阔，有48.6万平方公里，在全国排第五位，人口众多，常住人口8 367万，在全国也是排第五位。而且分布不太均衡，有交通非常便利，人口超过2 000万的特大城市，也有地广人稀、山高路远的边远地区。因此，需要统筹做好疫苗接种工作。按照国家安排，四川省是第二梯次开展大规模接种的省份，2021年5月份开始全面启动，截止到今天中午12点，四川省已经累计接种新冠病毒疫苗2 835万剂次，上半年目标人群第一剂次的完成率已经达到了86.9%，5月22日我们的接种量达到了210万剂次，在全国首次单日突破了200万剂。我们的做法主要有这么几点：一是纵横联动加强了组织部署。我们主要采取"三四五"措施，"三"就是三个层面抓主导，省委机动巡视压责任，省指挥部专项督查抓落实，省卫生健康委分片包干做指导。"四"就是四项机制打疫苗，党政负总责、基层组织人，卫健打好苗，部门保运转。"五"是由五支队伍来抓落实，每一个大规模的临时接种点有一名县领导挂帅现场统筹，一支社区队伍组织协调，一支接种队伍规范打苗，一支医疗队伍专业保障、一支公安队伍维持秩序。二是因地制宜，增强服务能力。我们接种点的位置设置是"两为主、两为辅"，以大规模临时接种点和常规接种点为主，以高校、企业的上门接种和边远山区的巡回接种为补充。做好现场保障，设立了主检医师严格接种禁忌证核查并且提供相应的咨询意见，接种者如果在现场出现了任何身体不适，有驻点的医生可以快速处置，还安排了片区的专家巡回指导。三是创新宣传，营造社会氛围。我们策划推出了说唱短视频《赶紧打》，成为爆款，广为传播。我们还推出了巴蜀笑星李伯清的散打评书《李伯伯喊你打疫苗》等宣传片，作品的主题关联、梯次推送、入脑入心，我们也正在策划把

"天府健康码"融入四川的"三九大"元素，就是"三星堆、九寨沟、大熊猫"，接种完成以后，我们每个人可以获得一只旅行熊猫，背景是随机产生的，让群众能够体会到开"盲盒"的快乐，从而提高接种的积极性和自豪感。四是精准调度，提升配送效率。我们优化路线图，实施专人盯，跑好接力赛，配送"串联"变"并联"。从疫苗分配开始，我们就精准测算入川、入市、入县到接种点的时间节点，力争做到配送的路程用时最短。比如山高路远的凉山州17个县全部提前到州疾病预防控制中心待命，做到"苗到车发"，对危险的路段和管制路段和夜间行车，全部由警车护送。企业配送疫苗到边远地区，从过去最长十多天，现在能够压缩到两三天。总之，不管山有多高，路有多远，有需必达。五是温馨服务，满足实际需求。接种点位的管理实现了"双点长制"，行政点长负责组织调度，就是要做到"苗到人到、人苗匹配"；技术点长负责安全保障，做到"放心接种、安全接种"。接种人群实现了分类服务，对残障人士、老年人士开通"绿色通道"。接种的时间柔性分配，开展延时服务、节假日专场，对农村地区大型企业、社区，我们提供上门服务。一些地方的现场还配有防暑用品，还有健康咨询、义诊，有的地方还提供了"爱心理发"的服务。总之，我们想努力做到群众"让等待变期待"。下一步，四川将进一步优化队伍的配备和轮换休整，持续改善我们服务的质量，按照国家的统一部署，做好后续的接种安排。谢谢。

中央广播电视总台新闻新媒体记者：近期，一些地方相继出现了本土散发的病例，在我国入境防控政策已经非常严格的情况下还会出现由境外输入的病例造成的本土病例，是不是意味着病毒防控的难度增大了？常态化的防控措施会相应进行调整吗？另外，还想请问一下专家，对于即将到来的端午小假期有何建议？谢谢。

冯子健：近期，一些地方出现本土的感染和传播病例，说明目前新冠肺炎疫情防控形势依然严峻,需要继续按照常态化防控的要求落实各项防控措施,时刻紧绷疫情防控这根弦,不能因为国内有一段时间没有发生本土病例就麻痹大意。现阶段我国疫苗接种工作在快速推进,但是离建立完善的人群免疫还有相当大的距离。所以,我们要继续做好"外防输入、内防反弹"的各项防控工作,确保这些措施都能得到有效的落实。我国对境外输入的人和物都采取了严格的管控措施,对于接触境外人员和货物的工作人员,都把他们列为重点人群,也作为疫苗接种的优先人群,同时对这些人不管他接种了疫苗没有,都坚持定期开展核酸检测、体温监测等健康监护措施。这些严格的防控措施,可以极大地降低由境外病例引起本地的疫情风险,这也是在武汉出现疫情之后我国疫情得到良好控制的重要举措。但是,新冠肺炎作为一种新发的传染病,我们对它的认识是在不断深入、不断丰富和完善的,我们随时可能遇到这样或那样的新情况、新问题,这就提醒我们在防控中要高度警惕,严防麻痹和松懈的情绪。我们现在已经经历了由境外输入病毒不管是通过人还是通过物传入以后引起本土传播的 30 多起疫情,每一次它的传入和引起本地传播的方式都有所不同,不断地在丰富着我们对这个疾病传播特点的认识。最近一个时期,特别在广州、深圳发生的本土疫情,都是由境外病毒输入引起的,像深圳是由最早在英国发现的变异病毒所导致的,它的传染性和传播能力比以往病毒有所增强。在广州为主发生的这起疫情,则是由最早在印度所发现的变异病毒所引起的,这两种病毒的传播能力都比以前有所增强。对我们现有的防控措施提出了不小的挑战。我们需要在采取措施的时候,更加坚决有力。我们要根据这样的新情况,把防控疫情传播的工具包里的各种工具都要调用出来,精准和有力地采用、实施它,在实施力度和范围上、在实施这些措施持续的时间上可能都会相应地作出调整。刚才,您提到的很快就要到来的端午小长假,我们的建议和以往相关的假期假日活动所给出的建议没有太大的变化,仍然是个人要做好预防,个人预防措施包括在公共场所戴口罩,注意个人的手卫生,注意呼吸道礼仪。另外,中高风险地区的人员尽量避免非必要的旅行,减少疫情跨地区传播。如果在旅行途中发生了发热、呼吸道症状,要及时退出旅行,避免和其他人接触,及时就医,特别是到有发热门诊的规范化的医疗机构去就诊。这是我们主要的一些建议。谢谢。

中央广播电视总台 CGTN 记者:刚才您也提到了变异毒株,我们注意到了此前在发布会上专家曾经表示,国产新冠病毒疫苗对变异毒株具有有效性。我们现在想了解到的是这个有效性是否有相关具体数据的支持? 谢谢。

主持人:今天发布会我们请来了国药集团中国生物的副总裁张云涛先生,请他来回答这个问题。

张云涛:谢谢您的问题。病毒的变异也是我们这次疫苗研发和使用高度关注的问题,我们利用在海外Ⅲ期临床获得的血清在中国开展了交叉中和实验,包括在南非发现的毒株、英国发现的毒株,包括来自中国不同地区发现的流行株。截止到现在,这些血清仍然能够和这些病毒发生良好的中和反应,应该说疫苗还是具有良好的保护性的。另外,病毒的变异是永恒的,它是自然发生的,就目前来看,只要病毒的变异可控,疫苗应该还是可以能够持久地保护现在的情况。在整个疫苗的研发过程中,我们的灭活疫苗含有病毒的抗原成分是比较多的,相对来说它保护的广谱性更好,它对变异耐受性会更好一些。另外,在一些特别情况下,我们中国企业也做好了应对突发重大变异研发新型疫苗的准备,大家知道我们可能解决的途径有几种:一是可以迅速地开发出针对变异株的疫苗,变异株疫苗也可以跟现有的疫苗相互序贯来进行使用,另外也可以拿开发出的变异株疫苗和现有的疫苗作为多联多价疫苗进行注射来防治。此外,从 2020 年到 2021 年的疫苗审评审批过程中,我们已经形成了良好的监管和审评审批的机制,疫苗的整体工艺开发、质量标准等都已经流程化了。所以,我们想疫苗的开发也会非常及时,也能满足在变异情况下广大人民群众的需要。谢谢。

北京广播电视台记者: 请问目前我国重点地区和重点人群的疫苗接种工作进展如何?另外,如何保障群众在第二剂能够得到及时的接种?谢谢。

崔钢: 谢谢这位记者朋友对这个问题的关心。我们国家新冠病毒疫苗的接种整体策略充分考虑疫情防控要求,目前,我们的接种工作围绕两个重点:一是重点地区,包括全国疫情发生风险高的口岸城市、边境地区、大中城市等等。二是重点人群,风险高的人群,冷链从业人员、医疗卫生人员、机关企事业单位人员、高等院校学生及教职工、大型商超服务人员和保障社会运行的交通、物流、福利机构相关人员等。目前,接种工作进展比较顺利,刚才已经介绍了,到昨天为止,我们接种了 6.39 亿剂次。关于第二剂接种的问题,目前在我们国家接种的疫苗有三种,用得比较多的是灭活疫苗,灭活疫苗需要打两针完成免疫程序。在加快推进疫苗接种的工作过程中,国家卫生健康委一直高度关注按照接种技术规范要求完成全程免疫的情况,我们一直把这个作为重点给予关注。为了保证第二剂疫苗的接种,我们要求各地进一步细化接种计划,前期我们全国 31 个省(自治区、直辖市)加上新疆生产建设兵团,都派驻了工作组,大家做好对接,精准测算不同剂次的需求,留足一个配送周期内的周转量,因为疫苗需要冷链的运转,都要配足。合理安排第二剂次接种,来确保第二剂接种的需求。下一步我们会继续加强指导,坚持数量和质量并重。谢谢。

香港经济导报记者: 我国在抗击疫情开始就布局了疫苗研发的五条技术

路线,一些路线已经变成了我们现在接种的疫苗,请问其他几条路线研发进展如何? 谢谢。

邵一鸣: 谢谢您对我们国家疫苗研究的关心。我们政府确实在疫情发生之初布置了五条技术路线,这其中包括灭活和病毒载体疫苗已经获得了附条件上市。另外,我们还有重组蛋白亚单位疫苗和另外两个灭活疫苗获得了紧急使用,后面这三个紧急使用的包括中科院联合智飞龙科马研制的重组蛋白亚单位疫苗,还有深圳康泰,还有医科院昆明所研制的灭活疫苗,使得我们使用疫苗的种类越来越多。可能大家会注意到,另外我们还有两条技术路线,主要包括减毒流感病毒载体疫苗路线,还有核酸疫苗,就是 mRNA 疫苗研制的基础路线。减毒流感病毒载体疫苗已经在国内完成了Ⅱ期临床试验,它的安全性和免疫原性都是很好的,目前正在积极联系到境外进行Ⅲ期临床试验。mRNA 疫苗和 DNA 疫苗两类核酸疫苗在前期的临床前研究实验中,免疫原性和安全性都是非常好的,目前正在开展的Ⅱ期临床试验也在稳步推进,他们也在积极地联系到境外尽快开始Ⅲ期临床试验。谢谢。

中央广播电视总台财经节目中心记者: 关于新冠病毒疫苗接种的禁忌,之前虽然已经做了很多的科普,但是目前仍有一些群众仍有一些疑惑,比如哺乳期、经期、抑郁症、贫血、有心脏支架或者正在服用抗病毒药物的人能不能接种新冠病毒疫苗。另外,这些接种禁忌是仅仅针对新冠病毒疫苗,还是对其他疫苗也适用? 请给我们介绍一下,谢谢。

冯子健: 无论新冠病毒疫苗还是其他疫苗,都存在接种的禁忌,这主要是从保证受种者安全的角度考虑。其中大多数禁忌情形是每个疫苗都有的,是通用的。但由于疫苗种类不同,也存在不同疫苗在禁忌上的差异。《新冠病毒疫苗接种技术指南(第一版)》规定了接种禁忌通常的五种情形,包括:一是对新冠病毒疫苗或以前接种同类疫苗时出现过过敏的,这是一种绝对禁忌。二是既往接种疫苗发生过严重过敏反应的。三是患有未控制的严重神经系统疾病的。四是正在发热者或者患急性疾病的或慢性疾病的急性发作期的患者。五是未控制的严重慢性病患者,这几种都是相对禁忌。实际上对第三类、第四类也包括第五类,妊娠期妇女,目前我们国家指南和接种说明书都列为禁忌,其实第三类、第四类、第五类都是相对的禁忌。在我们临床研究过程中并没有发现这几类人群接种能够导致严重的不良反应,只不过是为了防范性的、戒备性的,出于这样的考虑,把它列为接种的禁忌。需要说明的是,有些禁忌如正在发热、患急性疾病、慢性疾病的急性期这些情况都是暂时的状态,当这些导致禁忌的情形不再存在时,或者疾病缓解了,急性期过去了,就可以在康复和病情稳定控制下来后接种疫苗。接种首剂次新冠病毒疫苗以后发生严重过敏性异常反应,这是后续接种该疫苗时候的绝对禁忌,就不要再接种了。通常情况下,像哺乳期、经期妇女都不属于疫苗接种的禁忌。抑郁症、贫血、有心脏支架等患者,如药物控制良好、病情稳定或者能正常生活也可以接种。正在服用抗病毒药物能否接种新冠病毒疫苗,需结合当时的病情,如果自己无法判断可以咨询临床医生判断是否可以接种疫苗。总之,在新冠病毒疫苗接种时,需向接种医生主动说明个人的健康状况和疾病、过敏史、服药情况,医生会综合判断作出适当的建议。谢谢。

香港中评社记者:目前,我国已上市的疫苗有打一针的,两针的,三针的,请问这几款疫苗有什么区别?谢谢。

邵一鸣:随着我们的疫苗更多地进入使用阶段,百姓遇到的问题也是越来越多的,我就花点时间把我们国家正在上市使用的三种疫苗给大家详细介绍一下。我们目前使用的灭活疫苗、病毒载体疫苗和重组蛋白疫苗。这三类在疫苗组分、生产工艺、免疫原理和免疫程序上都各有特点。灭活疫苗的制备过程是把病毒大量培养之后加以灭活,予以验证之后再提纯后成为疫苗。这种疫苗的主要特点就是工艺非常成熟,已经使用上百年了,它的质量是很稳定的,副反应相对比较少,2~8℃保存,也便于运输,便于使用。这种疫苗一般是打两针,第一针激发免疫系统产生记忆细胞,第二针诱导更强的抗病毒免疫记忆反应。病毒载体疫苗,是把病毒的S蛋白导入5型腺病毒载体,借助腺病毒高效进入细胞的能力,把这个抗原导入细胞,表达刺激免疫系统。由于它的效率比较高,相对资源匮乏的地区,不容易把两到三针都打完,一针就全程免疫了,就可以提高全程免疫的接种率。重组蛋白疫苗是用基因工程技术,组建表达病毒S蛋白的工程细胞,使它能够高效地表达,提取之后就变成疫苗。这种疫苗多数情况下是打三针,三针之后就会得到最佳的免疫反应。这三类疫苗都是安全有效、质量可控的疫苗,接种一针、两针还是三针,都是在Ⅰ、Ⅱ、Ⅲ期临床试验根据大量的数据,然后测试它的安全性和有效性后得出的最佳免疫程序。这种免疫程序,不管是一、二、三针,都可以达到我国和国际上新冠病毒疫苗的研制标准。所以,公众完全可以放心地选择任何一种疫苗来进行接种。但是我想强调两点,一是针次的确定是基于科学的数据,使得不同类型的疫苗达到它最佳的效果。所以我们公众一定要完成全程接种,不能半途而废,该打两针打一针,或者该打三针的打两针就不打了,这个就达不到疫苗设定的最佳保护效果,即预防病毒感染、预防发病和预防重症。二是根据各国新冠肺炎防控的实践经验,在人群当中我们没有达到群体免疫屏障的时候,我们还不能放松其他公共卫生防控措施,比如我看到今天媒体来了,大家都戴了口罩。

凤凰卫视记者:2021年以来,新冠病毒变异出现了频率加快的现象,已经成为一些国家流行的主流毒株,在中国也都发现了境外输入的这些变异株,请问中国应该如何来应对?谢谢。

冯子健：全球针对变异病毒作了一系列的应对机制安排,包括加强全球变异病毒的监控网络,建立监控平台来观察它。另外,世界卫生组织也成立了相应的技术工作组,来评估病毒变异以后,在重要特征上的变化,比如传播能力、传染性、导致疾病的严重性、对疫苗和既往感染形成的免疫逃逸的状况和水平。这都在进行严密的观察,其实各个国家的研究团队也都在持续观察。各个国家都在进行相应的准备,其中包括疫苗的准备,刚才张云涛副总裁也提到了,针对变异病毒的不同技术策略、不同疫苗研发策略都在进行之中。此外,各国的防控措施,世界卫生组织目前认为,尽管变异病毒的传播能力上有所增强。但是,现在我们各个国家所采取的特别是世界卫生组织推荐的公共卫生和社会措施,像个人预防措施里面的戴口罩、保持社交距离、注意个人手卫生、居住生活环境勤通风等等。包括疫情发生以后对患者快速追踪调查,对他的接触者的追踪调查管控,对相应的社区采取的社区人员流动的管控措施,这些工具没有什么新的变化,仍然要继续坚持。只不过在采取的范围、力度、持续时间上要根据那个地方的传播风险进行调整。谢谢。

封面新闻记者：这个问题想请教一下敬静女士,四川成都的双流机场是我国中西部最大的航空口岸,又离南亚国家比较近。请问在"外防输入"上,四川有哪些措施,如何保障输入病例不对本土造成影响?谢谢。

敬静：非常感谢您对四川疫情防控工作的重视。如你所说,成都双流国际机场是我国中西部最大的一个航空口岸,从 2020 年疫情以来到现在,双流国际机场的旅客吞吐量和航空起架班次位于全国第二,各地人员往来非常频繁。从 2021 年 2 月以来,我们省累计管控了入境客货航班 6 000 余班次,管理服务入境人员 34 万人次,成功检出输入新冠肺炎的感染者近 800 余例,居全国第三。我们在落实国家基本防控要求基础之上,主要是从两个大的方面着力：一是落实三个闭环。二是强化三项举措。第一个闭环就是工作闭环。我们成立了外事专班、机场专班和信息专班,30多个部门联动参与,省、市、区三级联动,从口岸的检疫、转运隔离、信息推送到社区管理,每个环节都做到人员到位、责任到位和监督到位。第二个闭环就是转运闭环,这非常重要,我们严格落实首站负责和属地责任,成都是"主干",其他20个市州是"枝干",183个县区是终端,人员做到闭环转运,各个节点做到有机衔接,对病例首站入境的人员、解除隔离的人员点对点、人对人转运,确保不漏一个人。第三个闭环就是信息闭环,四川在全国较早和其他30个省(自治区、直辖市)建立了人员信息推送机制,省内21个市州每天都可以实时共享入境人员信息,确保入境返川人员健康监测和服务管理能够不断线。在强化举措方面,第一个就是强化通关能力。我们升级了机场入境检疫区,入境检疫区的作业场所面积扩大了10倍,核酸检测能力提升了5倍,能够满足1 000余人同时入境的需求。入境航班的验放航班时间压缩了80%,从入境人员落地到隔离酒店一般在两个小时之内就可以完成。第二个强化就是人物同防,我们构建了省市县三级冷链物流专班,搭建了"川冷链"平台,推行了"集中监管仓+库长制"的模式,确保"应进必进、应检必检、应消必消",全链条可以追溯,来源可查,去向可追。另外,全面打击非法的进口冷链食品,截至目前,全省没有发生一起由物到人的疫情传播。第三就是要加强最终溯源,落实核酸检测的频次,提升检测的质量,对入境发现的感染者,我们开展全覆盖的基因测序,一旦发生本土疫情,我们可以提供快速地追踪溯源,提供相应的参考依据。另外,我们同时对于所有输入的病例进行了集中隔离治疗,强化院感防控,严格出院标准,全面落实出院以后的随访、复诊和社区的管控要求,严防其引发本土的疫情。我的回答完毕。谢谢这位记者的提问。

中央广播电视总台国广记者:近日,个别地方发布公告称2021年6月9日前,应该完成接种第一剂次的新冠病毒疫苗,之后为了保障第二剂次人群的接种要暂停第一剂次的接种。那么,就有群众会担心6月9日以后是不是新冠病毒疫苗要开始收费了? 请问我们国家卫生健康委对相关工作有哪些安排? 谢谢。

崔钢: 我们也注意到最近一些媒体报道了刚才媒体记者反映的这些问题,实际上在前期的国务院和联防联控机制新闻发布会上,我们已经几次跟大家介绍了。目前接种工作是根据新冠肺炎疫情防控的需要,结合疫苗供应的实际和现阶段疫苗接种的工作安排,按照梯次推进、突出重点、知情同意、自愿和免费接种的原则,分步骤地对各类人群开展接种。为保证大家能够按时完成全程的接种,获得更好的保护,按照新冠病毒疫苗接种的技术方案,我们对近期的接种工作进行了统筹的安排。2021年6月10日到30日,主要针对已经接种过第一剂次的对象人群集中开展第二剂的接种,但是对于有特殊需求的,比如因为出国和其他的疫情防控等等,继续接种第一剂次疫苗。7月份以后,我们会继续全面推进第一剂次和第二剂次的接种,有序做好新冠病毒疫苗的接种工作。另外,也建议大家一定要不信谣,更不能传谣。谢谢。

中国日报记者: 近期 *Science*(《科学》)杂志发表了一篇研究文章,证明了戴外科口罩可以阻止新冠病毒的传播。我们知道我们国家在还没有发现明确证据的情况下就早早推荐民众要佩戴口罩,对防止疫情的扩散发挥了重要的作用,请问这给我们带来了什么样的启示? 谢谢。

冯子健: 谢谢您的提问。在回答这个问题之前,我想把刚才那位记者提问的关于变异病毒发生之后,我们国家防控措施如何加强应对,我再补充两点。第一,我们还得要进一步提高监测的敏感性,不断强化新冠肺炎的发现能力,及时发现、及时采取措施。在这方面,我们还有不少的薄弱环节需要加强,特别是感染者、患者到基层医疗机构、社区卫生中心就诊,这个过程中,各诊所的医生和基层医疗卫生服务中心的医务人员要保持高度的警觉,有类似的发热、呼吸道患者就诊时,要及时向当地上一级医院进行报告,要及时把患者接转到有发热门诊的医院,这样以保证这些患者能够及时发现,防止他在社区和在基层诊所造成传播,这是过去30多起疫情有很多都暴露出来的一些问题,在今后我们要尽可能地避免这种情况的发生,一方面是防止它的早期传播,另一方面也是提高发现疫情的及时性。第二,我们在一些特殊的有传播风险的场所设施里面,特别是医疗机构,入境人员、入境感染者的定点就诊医院、隔离设施要采取更加严密的感染防护措施,防止传染。包括在设施上,在工作流程上,在各项感染防护措施落实的细节上,都要下更大的功夫。这样才能更有效地应对输入病毒引起的传播,特别是在病毒变异传染性、传播能力增强的背景之下,我们要把工作做得更细致、更扎实。刚才这位记者提到的问题,是我们在应对新发传染病的过程中,需要去讨论和思考的一个非常重要也有意义的问题。正如我前面所提到的,新冠肺炎是一种新发传染病,大家对它的认识总是在不断更新的过程中,不可能一开始就对它的各方面都获得准确的、全面的认识。有些在早期不确定的问题,在后期可能会有确定性的答案。但是从传染病防控的角度,我们有时无法等到所有问题都有了准确全面的科学证据再做决策。往往需要在证据不完备、不充分的情况下,依据专业的判断、既往的知识给出推荐的建议。对于新冠肺炎这样一个新发传染病,在专业判断的基础上,做出相应严格的防控措施,给出戒备性、防范性的建议,有利于控制疫情,来保护人民群众的生命健康。

中国青年报记者: 我的问题想提给敬静女士,2021年高考即将到来,请问四川将如何开展高考期间的疫情防控工作,保障高考的顺利进行?谢谢。

敬静：谢谢这位媒体朋友的提问。四川是人口大省,也是高考大省,2021年有考生约 70 万人,考务人员近 10 万人,考点 350 个左右。为保障高考顺利进行,我们坚持"严"的主基调,早安排、抓重点、多演练,努力做到不因疫情影响高考,不因高考引发疫情。一是早安排。教育、卫生、公安、市场监管等部门定期会商,制定了周密详尽的高考疫情防控方案和应急预案,建立医疗卫生机构与考点"点对点"协作保障机制,确保每个地区、每个考点有预案、有责任人、有防控副主考、有医疗保障人员,全省共投入专业防治人员 5 000 余人。二是抓重点。专门安排疫苗用于考务人员接种,实现考务人员全覆盖。考前 14 天对所有考生及工作人员实行每日健康监测,对出现异常情况的人员及时进行核查。每个考点设置发热考场和体温异常考生应急处置专用通道。开展考点周边住宿、餐饮等场所环境卫生综合整治,保障考生安全。三是多演练。结合高考疫情防控预案,已组织开展多次应急演练,力求突发情况考虑周全、关键环节无缝衔接、工作流程顺畅高效。谢谢。

红星新闻记者：我的问题提给四川省卫生健康委。在常态化防控中,四川在"外防输入、内防反弹"上成效显著,四川在疫情防控方面主要采取哪些举措,有什么经验可以分享? 谢谢。

敬静：谢谢您的提问。四川省委省政府高度重视常态化疫情防控,坚持以大概率思维应对小概率事件。我们的主要做法是:一是指挥体系上热下烫。主要是三个坚持:坚持平战结合、快速转换。建立常态与应急的即时转换机制,省市县各级指挥部集中办公,主要领导靠前指挥,确保指挥步调一致。坚持每日调度、挂图作战。落实信息"日报告、零报告"。坚持整体联动、同频共振。省级统筹调配防控、救治资源,市级侧重流调溯源、患者集中救治、大规模核酸检测,县级着力流调追踪、核酸采样和集中隔离,确保省市县三级同频共振。二是立足实战做足准备。主要体现在三个方面：核酸检测能力强，成立省市两级核酸检测指挥中心，组建省级应急核酸采样队、检测队，核酸检测机构数、单日检测能力位居全国前列。隔离场所储备足，全省常规储备集中隔离房间 8 万余间，2 小时内可紧急启用，24 小时内可拓展到 16 万间。疫苗接种提升快，截至目前，全省有接种台 1.6 万个，日接种能力达 230 万剂次，有能力应对疫苗大量配送的接种需求。三是突出重点严抓规范。四川医疗卫生机构总数全国第二，其中，基层和社会办医疗机构均为全国第一，量大面宽，能力又参差不齐。我们突出抓实三个重点环节：抓实"早发现"。基层医疗卫生机构分类设置发热门诊、发热诊室、发热哨点，应设尽设，筑牢基层一线监测预警防线。抓实发热患者规范管理。严格预检分诊，压实首诊负责制，严格执行接诊患者登记，发热患者上报，可疑发热患者规范转诊，发热门诊所有患者核酸检测"四个必须"强化发热患者闭环管理。抓实院感防控。落实医疗机构隔离病区与普通病区人流、物流、空气流"三分开"，严格"三区两通道"、患者陪护、病区管理"三加强"。四是研判处置快速精准。主要是两个强化：强化动态研判。专家组日研判、周报告，精准提出防控建议，实行防控指南版次管理、动态调整。强化应急处置。一旦发现本土病例，30 分钟内启动应急响应机制，三级常备工作组，省级 2 小时、市级 1 小时、县级半小时内赶赴现场处置，争取疫情早控制。谢谢。

东方卫视记者：请问面对大规模的疫苗接种和日常频繁的人员流动，四川是如何通过信息技术来保障工作开展和方便广大群众的？谢谢。

敬静：谢谢这位媒体朋友的提问。四川省委省政府高度重视科技赋能疫情防控，较早建成"一码两系统"。一码，就是天府健康码。两系统，就是核酸检测信息系统和免疫规划信息系统。并将"一码两系统"整合融入"四川天府健康通"，做到数据实时关联、信息自动匹配、服务一网通办。

通过"一码两系统"，让信息多跑路、群众少跑腿。群众通过手机，足不出户就可以在线查询核酸检测机构、核酸检测结果以及新冠病毒疫苗接种情况。同时，依托云计算、大数据，统筹管理全省疫苗库存及接种情况，做到"人苗匹配、精准到点"。为保障"一码两系统"平稳运行，我们成立了上百人的工作专班，实现全程监控、快速响应，一般问题15分钟内解决。目前，全省核酸检测机构100%接入核酸检测系统，免疫规划系统可支撑单日300万剂次疫苗接种需求。谢谢！

主持人：时间关系，最后再提两个问题。

中新社记者：我们看到中国疾病预防控制中心前一阵在网站上公布了疫苗接种不良反应情况，请专家介绍一下疫苗不良反应到底指的是什么，为什么有的人接种以后发生疫苗的不良反应？谢谢。

冯子健：疫苗不良反应是指因疫苗本身的特性引起的，与受种者的个体差异有关，而且与预防接种的目的无关，或者是非预期的反应，包括一般反应和异常反应，一般反应主要是指疫苗本身所固有的特性引起的一过性反应，比如发热、局部红肿、硬结等症状，这些反应一般不需要进行特殊的医疗处置，很快会自行恢复。异常反应，主要是指造成受种者组织器官或功能损害的不良反应，往往需要进行一定的医疗处理，发生得非常罕见，比如急性的严重过敏反应，比如过敏性休克，这个发生率是非常低的。疫苗接种后，在诱导人体免疫系统产生对特定疾病保护的同时，由于疫苗本身的生物学特性以及受种者个体之间的差异，确实有少数受种者在接种后可能会发生不良反应，一般我们提到的疫苗不良反应，往往指的是作为外源性的生物物质进入人体以后产生的非预期的反应，不是疫苗质量问题也不是接种差错所造成的。

人民网记者：请问我国疫苗接种不良反应的监测水平如何？是否与国际标准保持一致？谢谢。

冯子健：我国的疫苗接种不良反应监测工作起步于 2005 年，这几年发展得非常迅速，而且发展得非常好。随着工作的开展和深入，疫苗不良反应监测水平有了很大的提高，2011 年和 2014 年分别通过了世界卫生组织对我国国家疫苗监管体系中不良反应监测指标的评估，各项监测指标都达到或者超过世界卫生组织评估的标准。这次新冠病毒疫苗大规模接种是前所未有的，我们对疫苗安全性的监测高度重视，在整个接种过程中，除了要组织各种各样类型的接种服务的队伍外，我们还强化了不良反应的监测体系。县以上各级疾控机构都安排了专门人员来收集、管理、分析、评估收集到的不良反应的监测数据。国家级疾病预防控制中心大概安排了将近 20 个人，日夜监控各地报告的接种后的不良事件，进行数据的分析，进行疑似安全信号的探测、评估，发现任何异常情况，都会在团队内部包括和国家药品监督管理局的药品不良反应监测中心的团队进行会商和评估。到目前为止，各种监测数据表明，我们国家现在上市的正在大规模接种的疫苗是安全的，它的安全性是良好的。谢谢。

主持人：谢谢几位嘉宾，今天的发布会，几位嘉宾为我们介绍了近期疫情防控和疫苗接种的有关情况。再次向他们表示感谢。后续我们还将继续举办发布会，来回应各位的关切。今天也是第 34 个世界无烟日，也让我们一起承诺戒烟，共享无烟环境。今天的发布会到此结束。谢谢大家。

国务院联防联控机制就疫情防控和疫苗接种有关情况举行发布会

（第14场）

一、基本情况

时　间	2021年6月11日
主　题	介绍疫情防控和疫苗接种有关情况
发布人	国家卫生健康委疾病预防控制局二级巡视员　崔钢
	中国疾病预防控制中心研究员　冯子健
	中国疾病预防控制中心免疫规划首席专家　王华庆
	中国疾病预防控制中心研究员、国务院联防联控机制科研攻关组疫苗研发专班专家组成员　邵一鸣
主持人	国家卫生健康委新闻发言人、宣传司副司长　米锋

二、现场实录

主持人：各位媒体朋友,大家下午好！欢迎参加国务院联防联控机制举办的新闻发布会。2021年6月以来,本轮聚集性疫情已报告新增本土确诊病例100例,家庭、餐厅、学校等场所聚集性感染明显,确诊病例中老年人和未成年人超过三分之一。提示：必须始终做好个人防护、积极配合防疫要求,必须落实公共场所测温验码、保持间距等措施,必须做好社区防控,严防疫情扩散。截至2021年6月10日,全国累计报告接种新冠病毒疫苗84 529.9万剂次。要继续全力以赴保障疫苗供应,加大疫苗接种组织实施力度,方便群众接种。今天发布会的主题是:近期疫情防控和疫苗接种有关情况。我们请来了:国家卫生健康委疾病预防控制局二级巡视员崔钢先生,中国疾病预防控制中心研究员冯子健先生,中国疾病预防控制中心免疫规划首席专家王华庆先生,中国疾病预防控制中心研究员、国务院联防联控机制科研攻关组疫苗研发专班专家组成员邵一鸣先生。请他们共同回答大家的提问。下面,请记者朋友提问,提问前请先通报所在的新闻机构。

中国网记者:对于 60 岁以上老人能否打疫苗,网友反映目前各地标准不一,根据网友反馈,有些地方 60 岁以上老人可以接种,有些地方却不可以,各地是否可以统一标准,国家卫生健康委是否会发布专门的指导意见? 谢谢。

崔钢:谢谢。做好老年人群的健康防护,一直是我们在整个的新冠肺炎疫情防控中的重点内容。按照新冠病毒疫苗接种的总体安排和部署,我们对各类人群的接种都作出了相应的详细安排,其中包括 60 岁以上的老年人。前期,我们对于有接种需求,同时身体状况比较好的老年人开展了接种工作。这个接种我们是参照对于重点人群的接种进行实施的。同时,我们根据新冠病毒疫苗临床试验,比如安全性、有效性的数据结果,制定了有针对性的接种策略。为指导各地做好各类人群,包括 60 岁以上老年人的接种工作,国务院联防联控机制疫苗接种工作协调组专门制定了《新冠病毒疫苗接种技术指南(第一版)》。对于 60 岁以上老人的接种工作提出了一系列的、统一的接种建议和具体要求。下一步,我们会继续指导各地有序地做好老年人的接种工作,切实保护老年人的身体健康。谢谢。

中央广播电视总台央视记者:关于现在广东的疫情,我们想了解一下,是否统计过,现有的感染者都接种过疫苗吗?如果他们接种了疫苗还感染,是否说明疫苗的保护效力不够?谢谢。

王华庆: 谢谢这位记者的提问。到目前为止,其实我们看到新冠病毒疫苗不管是在临床试验获得的保护效力,还是疫苗上市以后获得的保护效果,疫苗的保护率都不是100%,有些人接种疫苗之后出现了感染的情况,不意味着疫苗保护效力不够。因为,不管是保护效果也好,还是保护效力也好,其实是对一个群体得出的一个结果。我想预防新冠肺炎最好的办法还是接种疫苗,通过接种疫苗,如果人群当中有免疫力的达到了一定的阈值,就可以降低新冠肺炎的流行强度或者阻断它的流行。所以,我想还是通过高接种率的新冠病毒疫苗的覆盖,来建立人群免疫屏障,以达到过去常提到的降低感染率、降低重症率、降低病死率的目的。所以,最重要的是我们要保持一个高的接种率,来实现疫苗的作用。当然,我们也需要对疫苗上市之后的保护效果进行持续的研究,也需要对它的保护持久性进行研究,在获得充分证据的情况下,需要的话,我们调整免疫策略,完善免疫策略,让新冠病毒疫苗的保护作用得到更大的发挥。谢谢。

人民日报记者: 现在大家都很关注广东的疫情,请问目前广东的疫情防控形势如何?是否已经有了明显的好转?端午节就要到了,高考结束后,很多学子计划外出游玩,请问对于出行防护有什么建议?谢谢。

冯子健: 谢谢您的提问。广东疫情自2021年5月21日发生以来,病例数已经超过百例,存在家庭和公共场所内传播的现象,通过流行病学调查,病例间的传播关系都是比较明确的,近期报告病例多来自封闭管控的区域以及隔离观察的人员,疫情自发生以来至今已经超过14天,还没有发现在其他省份有关联病例发生,省内也仅仅出现了有限数量的跨地区传播，而且传播关系都是清楚的，防控措施采取也比较及时。广东省已经对航空、铁路、公路、水运出省人员实行了非常严格的核酸检测阴性证明制度，而且把广东佛山等地人员要求核酸检测阴性证明时间缩短为 48 小时，引导本省人员非必要不离粤。结合当前各地采取的防控措施，专家研判分析认为，随着行之有效的聚集性疫情处置措施落实到位，本次广州疫情呈现阳性感染者逐渐减少的走势，风险范围日趋局限。但不排除还会有散在的病例发生的可能。从社会层面来看，除了中高风险以外的地区，出行是安全的，但是不能因为全国总体平稳，就放松警惕、麻痹大意。建议端午节假期有出行计划的人员或高考结束后有暑期出行计划的毕业生们可以安排行程，建议就近错峰出行，提前了解出发地、目的地的最新疫情形势和防控政策，旅行途中坚持做好个人防护，全程佩戴口罩、坚持勤洗手，保持人际距离，如果在旅途中出现发热、咳嗽、乏力等异常症状的，及时就近到医疗机构就诊检测。谢谢。

澎湃新闻记者：据了解，现在新冠病毒疫苗紧急使用范围已经扩大到了 3 岁以上的儿童，现在对于 3~17 岁人群的接种安排是什么样的？谢谢。

崔钢：谢谢您对这个问题的关心。为了保障人民群众的身体健康，我们对于大规模人群接种政策始终坚持稳妥审慎的原则，疫苗接种政策的制定，需要综合考虑传染病流行情况、疾病负担、疫苗的有效性和安全性等多种因素。目前，我们国家新冠病毒疫苗接种主要是在 18 岁以上人群中开展，国家有关部门已经批准了 3~17 岁人群，可以开展新冠病毒灭活疫苗的紧急使用。我们会根据疫情的形势、防控工作需要和相关人群的特点，组织专家研究制定针对 3~17 岁人群接种的具体政策。同时，会同各相关部门共同把儿童青少年的接种工作组织实施好。谢谢。

第一财经记者：常态化防控以来，国内部分地方都先后出现过疫情反复，但此次广州等地新发疫情出现新的特点,这是不是国内的常态化防控将进入一个新的阶段,我们将怎么认识它? 谢谢。

冯子健: 谢谢。这次广州发生的疫情是由最早在印度发现的 B.1.617.2 变异株引起的,世界卫生组织最新给它命名为德尔塔变异株,这是用拉丁字母阿尔法、贝塔、德尔塔来命名的,这个毒株命名为德尔塔变异株,阿尔法变异株其实就是最早在英国发现的 B.1.1.7 变异株。根据前期国外研究的数据,最近一直在不断更新对它的传播能力、致病率等,还有它的免疫逃逸的研究。现有的研究数据显示,这个变异毒株的传播能力比较强,是目前已经确定的几个所谓 VOC 里,它是传播能力最强的,它比过去的老的毒株传播能力提高了 100%,就是提高了 1 倍,比英国首先发现的毒株的传播能力提高了 40% 还要多。同时,也跟这次疫情的自身特点有关,特别是中老年病例比较多,病例聚集、聚餐、聚会比较多,这跟广东城市特定的生活方式也有一定的关系,比如喝早茶这样的活动场所。病例感染发病前疫苗接种率比较低,给疫情应对和防控措施的实施提出了新的更高的要求。广州市近日实施严格的防控策略和措施,疫情防控形势已经趋于缓和,在向着非常积极的方向发展,疫情是处于可控状态。实际上我国进入常态化防控以来,国内多地先后出现过本土的传播疫情,但是这些本土疫情经过现场的流行病学、分子流行病学、血清流行病学和数字流行病学溯源调查发现,都是与境外输入的病例和进口的货物有关,说明我国目前面临的风险仍然是境外输入,我国仍然处于"外防输入、内防反弹"的常态化防控阶段。我们现在已经经历了由境外输入病毒,这种病毒无论是通过人还是通过物传入以后引起本土传播,已经经历了 30 多起这样的疫情。每一次传入和引起本地传播的方式都有所不同,包括近期广州、辽宁省、安徽省、云南省疫情在内的多起疫情应对处置都显示,我们的常态化防控措施和策略是有效的,我们要继续按照常态化防控要求落实各项防控措施,时刻紧绷疫情防控这根弦,继续坚持戴口罩、勤洗手、保持人际距离等措施,加强疫情监测,一旦发现聚集性疫情,当地党委政府要迅速启动应急机制、迅速开展流调,对密接人员彻底进行隔离,及时开展核酸检测,疫情一般都会在 1~3 个潜伏期内得到有效控制。同时,现在有了疫苗这个有效的手段,要加快推进疫苗接种,有效地防控疫情输入和传播扩散。谢谢。

中央广播电视总台财经节目中心记者:国外的一些新冠病毒疫苗已经正式批准或正在考虑扩大新冠病毒疫苗的接种范围,他们的接种年龄都在扩大,我国的国产疫苗在这方面有何进展? 我们了解到我们国家已经紧急批准了两款灭活疫苗紧急使用的年龄范围扩大到了 3 岁以上,这么做的依据是什么? 请给我们介绍一下。谢谢。

邵一鸣:谢谢您的提问。我们国家的新冠病毒疫苗使用人群最先是在 18 岁以上的成人开始的,我们现在成人接种最大年龄超过 100 岁,累计已经接种了 8 亿多剂次,也是国际上单个国家接种剂次最多的。在这些大规模接种中,大量数据证明了,我们国家的新冠病毒疫苗是安全和有效的。国药中生北京所和北京科兴中维公司研制的灭活疫苗在获得附条件上市批准以后,继成人使用之后,继续开展了 3~17 岁人群的扩大临床试验,积累了更多的数据,这些数据及时上报国家,经过专家的认真审评论证,充分证明了在 3~17 岁这个人群是安全的。这些结果显示了它们诱导产生抗体的能力也都非常强,结合国内的疫情形势,经国家有关部门的批准,国药中生北京所和北京科兴中维公司的新冠病毒疫苗在有需要的情况下可用于 3~17 岁人群的疫苗接种。后续我们将根据疫情形势、防控需求,并结合相关人群的特点等情况做好接种的有关工作。谢谢。

科技日报记者:我们注意到近日湖北潜江有几位返乡人员核酸检测弱阳

性,是由于接种疫苗时的污染所致,但不具备传播力,请问专家如何看待疫苗接种污染时所产生的核酸检测阳性？应该如何防范？谢谢。

王华庆：谢谢这位记者的提问。新冠病毒灭活疫苗,是由野病毒经过培养、灭活等工艺环节制备出来的疫苗,通过灭活已经失去了致病性和传染性,但是保留着它的基因。有些时候在接种操作过程中,比如开启疫苗安瓿,抽取疫苗液,还有在注射之前排放空气,可能都会使环境当中有一些疫苗污染的情况出现,这个时候,我们要检测核酸可能会出现阳性的情况。但是,刚才你也提到了,其实它已经没有了传染性。怎么避免减少这种因疫苗污染所导致的核酸检测阳性的情况,其实在前一段时间,国家疾病预防控制中心下发了一个文件,要求在各地接种疫苗过程中,一是减少陪同的人员；二是在接种的过程中,要按照操作规程来完成接种；三是接种人员也好、陪同人员也好,在接种的过程中,有关部门做好筛查,还要按照规定戴好口罩。另外接种单位要做好医疗废弃物的规范化处理,这些手段都可以减少疫苗污染可能造成核酸检测阳性情况的发生。普通人如果检测出来疫苗导致的核酸阳性,也不必担心,我们也有办法来鉴别它是否由感染引起,还是由疫苗导致引起的情况。

中国青年报记者：请问崔钢副局长,现在网上流传着疫苗接种时间表,就是说2021年6月底要达到40%的接种率,年底要达到70%的接种率,请问为了尽快建立起免疫屏障,我们目前做了哪些安排？谢谢。

崔钢：目前各地的接种工作是按照应接尽接、梯次推进、突出重点、保障安全和各类人群依序推进的原则来组织实施。实际上,在前几次不同场合的新闻发布会上,我们也和大家作了介绍,目前是根据防控工作的特点,突出两个重点:一是重点地区；二是重点人群开展接种工作。目前,我国新冠病毒疫苗接种工作保持着稳妥有序、向上向好的态势。刚才,米锋先生介绍了，截止到昨天，已经接种了 8.45 亿，覆盖了 6.22 亿人，无论在剂次上和在覆盖人群数量上，我们都居于全球首位。大家非常关心，下一步怎么打？在做好现阶段重点地区和重点人群接种工作的基础上，下一步我们会持续地开展对于其他人群的接种工作，进一步提高人群的接种覆盖面，让更多的群众能够尽快获得有效保护。谢谢。

凤凰卫视记者：近期，我们看到外媒再次关注新冠病毒是否从武汉的实验室泄漏的问题，请问国家卫生健康委对此如何看待？谢谢。

主持人：谢谢您的提问。中方一直高度支持科学家在全球开展新冠病毒的溯源工作，并率先与世界卫生组织合作开展联合溯源的研究。中国 - 世界卫生组织新冠病毒溯源联合专家组由全球顶尖科学家构成，他们一起共同制订工作计划、共同开展科学研究、共同撰写研究报告、共同发布研究结果。在 2020 年 7 月，世界卫生组织来华与中方专家共同制定了相应的工作任务书和工作方案，在 2021 年 1—2 月，联合专家组在武汉共同开展研究，并且于 2 月 9 日召开了新闻发布会，公布研究的主要结论和发现。3 月 30 日，外方专家组召开了发布会，3 月 31 日也是在这个发布厅，我们中方的专家组也召开了发布会，在座有很多记者朋友都参加了，发布了溯源报告的结论。联合研究报告中国部分的英文版的全文已经公布在世界卫生组织的官方网站，中文版本的全文在国家卫生健康委的官方网站也可以查询。中国部分溯源研究报告的结论是非常明确的，其中之一就是新冠病毒是从实验室泄漏的假说是极不可能的，我也想强调，新冠病毒溯源是科学问题，应由全球科学家合作开展有关工作，同时溯源也是一项全球性的任务，中方呼吁各方本着开放、透明的态度，同世界卫生组织开展溯源合作。谢谢。

封面新闻记者：我们注意到最近有一款雾化吸入式新冠病毒疫苗正在申

请紧急使用,我们想了解这款疫苗有何特点? 另外,很多人也是首次听说有这样一种疫苗,也想了解有效性和保护性如何? 谢谢。

邵一鸣: 谢谢您的提问。雾化吸入或者鼻喷疫苗是我们国家早期布局的五条新冠病毒疫苗研究的技术路线之一,目前各有关研制单位正在按计划开展鼻喷或者雾化的新型疫苗的研制,已经在做Ⅱ期临床试验,收集研究数据进行统计分析,适时组织专家论证,评价这种给药方式的安全性和免疫原性,继而在Ⅲ期临床试验或者紧急使用过程中,进一步验证它的有效性。由军事医学科学院陈薇团队和康希诺公司联合研制的5型腺病毒载体的新冠病毒疫苗的肌内注射型已经通过了国外的Ⅲ期临床试验验证,在我们国家获批附条件上市,已经在防疫工作中正式使用了。雾化吸入型的疫苗,只是前一个剂型的剂型改进,制剂配方都没有改变,仅是给药方式是使用雾化吸入的方式,来替代肌内注射的方式。由厦门大学、香港大学和北京万泰公司研制的鼻喷减毒流感病毒载体新冠病毒疫苗也已经完成了Ⅰ/Ⅱ期的临床试验。目前,正在申请境外的Ⅲ期临床试验,以进一步验证这种疫苗的有效性。

香港经济导报记者: 目前,许多受种者开始了第二剂次的接种,请问有何建议? 谢谢。

王华庆: 谢谢这位记者的提问。因为我们都知道,疫苗要发挥好的效果的话,全程免疫是非常重要的,目前,我们使用的疫苗有全程接种两剂次、有全程接种三剂次,我想在这里强调,已经接种完第一剂次的,要按照免疫程序完成后续的疫苗接种,像灭活疫苗要完成两剂次接种,蛋白(亚单位)疫苗要完成三剂次接种,还有就是按照规定的时间间隔去完成接种,不管是蛋白(亚单位)疫苗也好还是灭活疫苗也好。如果在首剂次接种过程中,出现了严重的过敏反应,而且通过诊断确定是由疫苗引起的,后续接种就要停止,作为接种的禁忌就不要再进行接种了。谢谢。

香港中评社记者: 请问根据目前已感染者的情况来看,导致此轮疫情的变异株的致病性如何?疫苗对这种病毒防护效果怎样?谢谢。

冯子健: 从病例的情况看,在印度最早出现的德尔塔变异株病毒,我刚才说到,它的传染性和传播能力是显著增强,还有一个特点就是潜伏期或者传代间隔都缩短了,在短短的 10 天内就传了 5、6 代,病毒的传播速度在加快。另外,感染者的样本 PCR(Polymerase Chain Reaction,聚合酶链反应)检测病毒结果显示,病毒载量有显著增加的特点。现在国际上研究都显示,这个新的病毒可能有一定的免疫逃逸现象,但是现有的这几种疫苗对这个病毒都仍然有可观的保护效果。从这次广东的疫情来看,确诊病例里面没有接种过疫苗的人群,转为重症或者发生重症的比例显著高于接种疫苗的人,表明接种以后对变异毒株仍然有保护作用,这是我们观察到的现象,虽然观察到的数字很小,但和国外观察到的其他疫苗对新的变异病毒保护性的特征是相似的。当前,首要的任务仍然是强化落实各项防控措施,包括非疫苗的公共卫生干预措施,同时加快疫苗接种,采取综合措施来阻断广东疫情的传播。

中新社记者: 对于很多已经完成灭活疫苗接种 6 个月的人群,他们是否需要补充接种疫苗或者增打第三针?我们是否开展了相关方面的研究,进展如何?谢谢。

王华庆: 谢谢这位记者的提问。国家卫生健康委《新冠病毒疫苗接种技术指南(第一版)》中已经明确规定了灭活疫苗需要接种两剂次,间隔是 3~8 周。现行免疫程序,实际上是综合了前期临床试验的安全性、临床试验的免疫原性,还有临床试验的保护效果以及新冠传染病流行病学特征等多种因素,由专家组确定的两针次间隔3~8周的程序。实际上,关于疫苗抗体水平下降,不能说明它就没有保护力了,后续我们需要开展相关研究,包括接种疫苗之后它的免疫记忆是不是增强。其实,对于我们国家来说,最重要的还是建立群体免疫屏障,消除免疫落差。建立群体免疫,完成两剂次接种也是一个必要的条件。至于说后续是不是需要加强免疫?如果要加强的话,怎么样加强?这需要我们做更多的研究。另外,也需要获得更充分的证据,决定是不是要调整现在的免疫策略,其实免疫程序也是免疫策略的核心,包括现在两剂次产生的免疫规律,它的变化是不是影响到了免疫效果和保护持久性?变异株对疫苗的保护效力是不是有影响等等,另外,如果开展三剂次或者后续加强免疫的话,我们要对安全性进行评估,只有综合获得充分证据以后,我们才能决定是否加强免疫。所以,后续还有很多研究要完成。谢谢。

深圳卫视记者: 我想问广东仍然承担着比较大的境外输入的压力,但深圳此次应对疫情的方式方法有什么需要总结经验的地方,而且未来深圳或者是广东如何做好常态化防控呢?谢谢。

冯子健: 谢谢您的提问。每次疫情发生之后,特别是输入病毒引起的本土传播疫情发生之后,我们都有非常重要的工作,一是溯源,二是对整个疫情应对过程进行过程中的和事后的评估,来总结经验和教训,为更好地预防这种输入病毒引起本土传播,和更精准地有力防控输入引起的本土疫情控制提供借鉴。这次广东疫情的发生,一是我们要查找到底是怎么输入的,输入以后如何发生导致引起本土传播,第一位女士是不是首例病例,她是如何被感染的,这些我们都有了一些线索,正在详细地调查核实,有了结果以后,我们就会找到可能导致输入病毒引起本土感染的环节和漏洞,我们需要去弥补,防止以后再次发生类似的传播事件。第二,要看在本土病例发生的时候,发现的及时性够不够,能不能更早地发现,以便采取更及时有力的防控措施,阻止疫情的传播链。这是一个非常重要的环节。从广东这次疫情看,如果郭姓女士是首例,那么我们发现还是比较及时的。发现以后我们采取的措施,包括对接触者的追踪管理,对传播的社区的风险评估,采取的管控的范围,也包括核酸检测,人群筛查的策略,框定的范围、频次,到不到位,是充足还是不足,我们都要去衡量和评估。这并不是那么容易掌握,一方面我们要把疫情尽快阻断。同时,特别像广州这样,城市生活非常多样丰富的,人口又密集,在这样的城市地区,既要保证精准防控,又要防止防控措施过度导致城市生活受干扰,在两者之间如何把握好平衡,这是对 30 多起本土疫情开展调查、防控、应对后,每次都要审查、反思、评估的内容。相信过一段时间,我们对整个疫情防控过程的得与失会有更清晰的认识。谢谢。

主持人:谢谢以上几位嘉宾,今天发布会几位嘉宾为我们介绍了近期的疫情防控和疫苗接种的有关情况,明天就是端午节的假期,也希望大家无论是旅游、出行还是留在本地,都能够始终做好个人的防护,减少人员的聚集,积极配合防疫要求。后期我们还会继续举办发布会回应大家的关切。今天的发布会到此结束。谢谢大家。

国务院联防联控机制就疫情防控和新冠病毒疫苗接种有关情况举行发布会

（第15场）

一、基本情况

时　间	2021 年 7 月 31 日
主　题	介绍疫情防控和新冠病毒疫苗接种有关情况
发布人	国家卫生健康委疾病预防控制局一级巡视员　贺青华
	国家卫生健康委医政医管局监察专员　郭燕红
	中国疾病预防控制中心研究员　冯子健
	中国疾病预防控制中心免疫规划首席专家　王华庆
	中国疾病预防控制中心研究员、国务院联防联控机制科研攻关组疫苗研发专班专家组成员　邵一鸣
主持人	国家卫生健康委新闻发言人、宣传司副司长　米锋

二、现场实录

主持人： 各位媒体朋友，大家下午好！欢迎参加国务院联防联控机制举办的新闻发布会。当前，全球疫情仍处于大流行状态，多个国家陆续出现疫情高峰，2021 年 7 月以来，全国日均新增境外输入确诊病例 27 例，"外防输入"压力持续增大。近期，境外输入引发的本土聚集性疫情已先后波及多个省份，截至目前，本月全国累计报告新增本土确诊病例 328

例,接近此前5个月的总和,已有14个省份报告新增本土确诊病例或无症状感染者。国务院联防联控机制综合组已先后派出由国家卫生健康委、国家疾病预防控制局领导带队的工作组,赴江苏南京、湖南张家界等地指导疫情处置和医疗救治工作。目前传播的毒株主要是德尔塔变异株,具有传播速度快、体内复制快、转阴时间长等特点,对防控工作提出更大挑战。截至2021年7月30日,全国累计报告接种新冠病毒疫苗16亿3739.5万剂次。要继续周密组织,加快推进疫苗接种工作。当前正值暑期,人员外出流动增多,疫情传播风险进一步增大。各地要时刻紧绷疫情防控这根弦,坚决克服麻痹思想,对防控漏洞再排查,防控重点再加固,防控要求再落实,做好"人物同防""闭环管理",实行"日报告""零报告"制度。一旦发生疫情,要第一时间启动应急处置,确保各项防控措施落实到位。今天发布会的主题是:近期疫情防控和疫苗接种有关情况。我们请来了:国家卫生健康委疾病预防控制局一级巡视员贺青华先生、医政医管局监察专员郭燕红女士,中国疾病预防控制中心研究员冯子健先生,中国疾病预防控制中心免疫规划首席专家王华庆先生,国务院联防联控机制科研攻关组疫苗研发专班专家组成员邵一鸣先生,请他们共同回答媒体的提问。下面,请记者朋友提问,提问前请先通报所在的新闻机构。

人民日报记者:近日,南京发生本土聚集性疫情,在全国发现多起关联病例,请问南京的疫情形势如何,与以往相比有哪些特点? 目前疫情控制得如何,对疫情防控有哪些要求和挑战? 谢谢。

贺青华:谢谢您的提问。自2021年7月20日南京报告发生本土病例以来,到昨天24时,江苏南京这次疫情相关联的病例已累计报告了262例。这次疫情的主要特点,跟以往疫情不同的,有三个方面:一是疫情是由德尔塔变异株输入引发。德尔塔变异株病毒载量高、传播能力强、传播速度快,而且转阴时间长。二是时间比较特殊,正值盛夏暑假期间,旅游度假景区人员聚集。三是发生的地方是人口密集,而且流通相对很大的国际机场。由于这三个特点,现在这起疫情已经向省内其他地市或省外扩散,短期内仍然还会有继续向其他地区扩散的风险。疫情发生以后,国家卫生健康委、国家疾病预防控制局认真落实党中央、国务院的决策部署,第一时间派出工作组分赴江苏、湖南处置疫情,目前疫情的处置工作正有力有序地往前推进。面对德尔塔变异株引起的疫情,我们要求各地按照国家发布的《新型冠状病毒肺炎防控方案(第八版)》扎实做好各方面工作。有的记者就要问,病毒不是发生变异了吗?我们现在的防控措施还有没有效?我要说,目前我们的防控措施仍然有效。这个结论基于两个基本的认识:第一,科学界对这个病毒的认识。它仍然是个冠状病毒,它的传染源、传播途径已经基本清楚。第二,基于我们国家目前防控工作的实践。因为我们用现在的防控措施处置了广东疫情、辽宁疫情、云南疫情等等将近30多起疫情,效果是显著的。在座的各位有目共睹,因为每次疫情都及时向媒体发布了一些情况。当然这些防控措施很多,也很丰富,各地在实践中积累了很多经验,也对这些防控措施进行了补充。但是我还要强调几点:第一,要加强风险人群跨省跨区的协查,在疫情防控过程中坚持全国一盘棋,加强卫健、公安、工信的协同,指导各相关地区加强人群的协查力度。第二,加强全员核酸检测和风险区域管控,指导、发现感染者的地区迅速划定风险区域,采取严格的封闭管控措施。第三,要加强医疗救治。按照"一人一策",开展同质化、规范化治疗,尽量减少重症的发生、减少死亡。德尔塔变异株病毒载量高,传播速度快、传播能力强,在一些地方,面对这样的病毒,还可能出现疫情,这就要求我们的防控措施更要突出快、狠、严、扩、足。这五个字怎么解释呢?"快",就是出手快,做到响应快、决策快、处置快,确保应急响应和处置措施跑在病毒的前面。"狠"就是要管控狠,第一时间开展重点人群、重点场所的排查和管控,确保在最短的时间以最有力的措施切断传播途径。"严"就是要措施严，及时总结经验，筑起严密的防火墙，确保各个环节环环相扣，严防死守。"扩"，就是精准地扩，果断扩大包围圈，加大排查、筛查范围，坚决不放过一个潜在的感染者，确保将传播的风险尽快控制在管控范围之内。"足"就是要保证隔离点充足，储备足够的隔离场所，一旦划定隔离范围，要坚决做到应隔尽隔，规范隔离，全力保障人民群众的生命安全和身体健康。谢谢。

中央广播电视总台央视记者：前两天有专家表示，这次的疫情很可能已经形成了南京和张家界的双中心，对此我们如何判断？另外现在多地散发，而且变异毒株，这个形势下，国家层面要出台哪些措施予以控制？公众们比较关心的是，刚才两位都提到了正值暑期，大家应该如何加强防护，另外我们还能不能外出旅行？谢谢。

冯子健：谢谢您的提问。这次疫情是先经南京禄口机场输入并引起了进一步的传播，多个省份都有病例和感染者传入。初步判断，张家界的首发病例也与南京禄口机场的疫情相关，传至湖南张家界的病例或者感染者又经旅游景点和大型演出活动感染了其他人，导致了进一步传播，是近期除南京以外感染和传播人数较多的原因。由于传播发生在人群密集和流动人口众多的场所，疫情散播的风险还是比较高的，控制难度也比较大。目前我们除了在南京和张家界两地都已经采取了强有力的疫情管控综合措施外，还在全国紧急启动了涉及两地流出人员的大规模的排查追踪等一系列管控措施。由于德尔塔变异病毒传染性和传播能力强，传播速度更快，要求各地的流入人员排查行动要抢分夺秒地迅速开展，要和病毒传播赛跑。近期曾到过两地的人员也要积极配合当地社区的排查行动，自觉主动上报旅居信息，积极配合核酸筛查检测、医学观察等防控措施，只有这样才能快速阻断病毒的进一步传播。现在正逢暑期旅游旺季，关于在这期间的疫情防控，有几点是非常重要的。一是疫情中高风险地区的人员要取消外出旅行。二是其他地区的人员出行前要认真查询旅行目的地的疫情风险状态,要暂缓前去中高风险地区旅行。三是无论到哪里旅行,都要做好个人预防,包括戴口罩、勤洗手,尽量避免和减少到室内人员拥挤的场所。在室外活动,也要注意保持适当的人际距离。四是老年人、慢性病患者,特别是那些尚未完成新冠病毒疫苗全程接种或者全程接种新冠病毒疫苗但还没有满14天的老年人和慢性病患者,尽量不去外地旅行。谢谢。

中国日报记者: 目前南京市的重症病例已经增至9例。请问目前重症患者的救治情况如何? 谢谢。

郭燕红: 谢谢这位记者的提问。南京疫情发生以来,我们按照"四早""四集中"的原则,精心组织救援力量,全力做好每一位患者的医疗救治工作。截至今天早晨8点,现在已有的重症患者一共是9位,这9位患者占到住院治疗患者总数的4%。我们分析了一下重症患者的几个特点。第一,所有这些患者感染的都是德尔塔变异毒株。第二,这些患者在起病初期,症状不是特别典型,有的就是发热、乏力、咳嗽等这样一些症状。第三,病情的进展非常快,转到重症的阶段平均用五天的时间。第四,这些重症患者大部分都有基础性疾病,患有像哮喘、支气管扩张等呼吸系统疾病,或者是糖尿病、高血压,有的患者还合并有两种的基础病。这都是重症的风险因素。为了保证患者的救治工作,我们采取了一系列措施。第一,第一时间从国家层面抽调了有丰富经验的国家级的专家,包括重症、中医、呼吸、感染等专家团队,前往南京,与江苏省和南京市的专家一道,建立查房、会诊、讨论完善诊疗方案的一整套的工作机制。第二,按照"四集中"的原则,集中患者、集中专家、集中资源、集中救治,把所有的患者都集中在南京市的定点医院,也就是南京市公共卫生中心进行集中救治。同时我们也集中了优质的医疗资源予以全力的支持和救治工作。第三，按照《新型冠状病毒肺炎诊疗方案（试行第八版）》，规范开展诊疗工作，同时坚持早诊早治和关口前移。在重症患者救治方面，我们加强了重症的监测预警、评估和早期的预警制度，特别是密切关注有高危因素的患者，加强呼吸支持，特别要注重中西医结合，将中医药的诊疗措施贯穿于患者治疗的全过程。第四，加强多学科、多专业的综合治疗，按照"一人一策"的原则，为患者提供科学精细和个体化的诊疗方案。特别是针对有基础病的患者，更加强了多学科和多专业的联合会诊。此外，我们还非常注重加强临床护理和心理支持，为这些患者的康复创造支撑条件。目前，所有重症患者的治疗都是非常积极的、有效的，而且患者的病情也比较平稳。同时，江苏省和南京市还储备了后续的医疗救治力量，可以随时投入到患者的诊疗工作当中。谢谢。

新华社记者：据南京疾控的最新通报，引发此次南京疫情的正是德尔塔病毒，也是目前全球最为流行的毒株之一。请问冯子健研究员，有没有有关德尔塔变异毒株最新的研究成果？它的新特点呈现在哪些方面？谢谢。

冯子健：谢谢您的提问。最近一个时期，各个国家包括世界卫生组织加强了对德尔塔病毒特征的研究，综合目前的研究，德尔塔毒株表现出以下几个非常明显的特点。一是传播能力明显增强。根据世界卫生组织的研究，德尔塔病毒和其他的非 VOC 和老的病毒株比起来，它的传播力有所增加。近期我们国家广东省暴发的德尔塔变异病毒引起的新冠肺炎疫情，传播动力学研究也提示，传染力比以前的流行毒株增加了 1 倍。同时，反映它传播能力的还有个非常重要的指标就是传播速度，主要是它的潜伏期和传代间隔都有所缩短，大概平均缩短了 1~2 天。过去潜伏期我们知道大概是 5~6 天，现在大概是 4 天多。它的传代间隔过去是四五天，现在变成了 3 天左右。这两个指标组合在一起，我们来观察这个病毒的传播,如果没有强有力的防控措施来干预,如果没有疫苗免疫阻止它的传播,那么疫情的倍增速度会非常显著。过去每 4/5/6 天会增加 2~3 倍的患者,现在可能大概 3 天左右的时间就五六倍、六七倍的患者出现。所以现在防控的难度会加大。二是它有可能导致疾病严重程度增加。在我们国家广东省疫情的研究观察中没有看到它能够明显增加疾病严重程度。但是在英国的研究中,发现德尔塔病毒患者疾病严重程度有增加的迹象,它与阿尔法变异株相比,感染德尔塔变异株的患者住院风险增加了 2.6 倍。它对病死率的影响,目前还没有获得明确的研究结果。三是目前现有的研究和观察也提示,新冠病毒疫苗对预防德尔塔病毒的保护力可能会有所下降,但是现在的疫苗对德尔塔病毒仍然有良好的预防和保护作用。这是它的主要特点,谢谢。

中央广播电视总台 CGTN 记者: 据报道,在这次疫情中,一些已经接种了疫苗的民众依然感染了德尔塔变异株,所以请问新冠病毒疫苗对变异株的有效性如何? 为什么打过疫苗还会被感染? 我们接下来应该如何应对? 谢谢。

邵一鸣: 谢谢这位记者的提问。从目前全球的情况来看,出现打疫苗以后又被感染,我们叫作突破病例,它是一种常态,并不是例外。但是需要强调的是,出现突破病例,仍然是我们全球打了 30 多亿剂次疫苗人群中的少数。新冠病毒疫苗是第一次在人类中使用,所以很多还是在数据积累过程当中。临床数据显示,任何一款疫苗都不是百分之百地预防感染的,但是总的判断,目前各种变异株仍然是在现在疫苗可控的范围之内。我们国家 2020 年以来采取的防控措施也都是有效的。由于我们现有的防控措施能够落实到位,疫苗接种也是在全球领先的,没有大规模暴发的现实环境。基于在境外暴发大规模疫情的国家开展的真实世界研究,特别是像在智利开展的一千多万人的研究过程当中,我们可以看到,我们国家的北京科兴中维生物技术公司的疫苗总体保护率,就是对所有症状、轻症的保护在 65% 以上,对预防重症和 ICU 及死亡病例的保护分别高达 87.5%、90.3% 和 86.3%,这充分说明,我们国家的疫苗可以有效地降低住院、重症和死亡率。现有的研究也显示,全球各条技术路线的疫苗,对新冠变异株保护力确实呈现一定程度的下降,但是对这种变异株,它仍然还是在疫苗保护范围之内的。特别是它的中和抗体和保护率,还都是一定程度的存在的。我们刚才提到的智利一千万人口的研究,使用我们国家的科兴疫苗有效,而这个地区就是伽马变异株流行为主的地区。虽然很多国家疫苗接种率已经很高了,特别是发达国家,但是在放宽疫情控制措施之后,仍然都出现了大幅度的疫情反弹。这再次说明,疫苗接种必须和严格的防控措施并用,这才是防止疫情反弹的主要措施。所以,为了保障大家的安全,接种疫苗之后,请大家继续维持个人的防护措施,包括戴口罩、保证社交距离和勤洗手等。谢谢。

健康报记者:我这里有两个关于疫苗混合接种的问题。当前有的国家提供不同技术路线的疫苗混合接种,请问这样是否可行? 另外同一种技术路线的不同厂家的疫苗混打是否可行? 谢谢。

王华庆:谢谢这位记者的提问。目前我们国家在疫苗接种的过程中,不同技术路线的疫苗是不能进行替换的,也就是说,你首针接种了灭活疫苗,后续就要用灭活疫苗来完成。如果是接种了 CHO 细胞(Chinese hamster ovary cell,中国仓鼠卵巢细胞)的重组冠状病毒疫苗,后续的第二针、第三针,也只能用 CHO 细胞的重组新冠病毒疫苗来完成。我们在《新冠病毒疫苗接种技术指南(第一版)》中也有这样的规定。假如有一些特殊情况,用同一个企业的同一个品种的疫苗不能完成的话,那么后续也要用相同技术路线的疫苗来完成后续的接种。所以目前我们国家关于疫苗接种这一块,刚才你说的混打方面,我们还是要按照原先的规定,不能混打。谢谢。

中央广播电视总台财经节目中心记者: 我们了解到此轮疫情最早报告的病例是南京禄口国际机场的工作人员,此前早期确诊病例也多为机场工作的相关人员,我们想问一下这对今后的疫情防控有哪些提示? 如何更好地做到"外防输入,内防反弹"? 谢谢。

贺青华: 谢谢您的提问。新冠肺炎疫情防控工作进入常态化阶段以来,我国发生的疫情均为境外输入引起的。南京国际机场的疫情,经过流调溯源,初步判断是由承担机场客舱保洁服务人员在客舱清扫过程中,接触到了境外输入病例的污染物,或者在污染的环境中感染所致。从近几期聚集性疫情来看,也暴露出我们在"外防输入"工作中还存在一些薄弱环节,这就要求我们要毫不松懈地继续严格落实"外防输入、内防反弹"策略,坚持问题导向,把常态化防控措施进一步落实、落细、落到位,巩固来之不易的防控成果。这要求从以下四个方面做好防控工作。第一,严格压实"四方责任",地方政府、民航、边检、海关、交通运输、卫生健康等部门要逐一排查防控措施,特别是入境的交通工具垃圾处置、国际货物的消毒,直接服务保障人员的个人防护这方面的落实情况,发现问题要及时整改。第二,要落实人、物、环境同防措施,加强入境人员隔离观察和核酸检测,实施严格的入境人员 14 天集中隔离加 7 天的居家健康监测措施,确保核酸检测的质量,加大对相关国家进口货品特别是冷链食品的检测检疫和消毒力度。第三,严格实施"外防输入"高风险岗位人员的管理。对入境人员、入境货物和环境有直接接触的这些口岸高风险岗位人员,包括搬运、保洁、检疫、流调问询、采样等等这方面的工作人员,要实施闭环管理,尽量避免与其他人群接触。国际和国内航班的作业工作场所人员一定要固定岗位,不能既从事国内航班客舱消毒又从事国外航班客舱消毒,要高标准实施个人防护,对机场工作人员要实施分区管理,避免交叉作业,避免将境外疫情风险带入国内航班。第四,要严格规范隔离点的管理,加强集中隔离场所的规范化设置,严格落实预防感染的各项制度和措施,严防交叉感染,加强入境人员隔离期间的健康监测和核酸检测,落实解除隔离前"双采双检",两种渠道采样、两种试剂检测,还有两个单位进行。如果一旦出现了疫情,那么各地一定要按照快、狠、严、扩、足的要求,在做好常态化防控各项措施的前提下,要把各项措施按照快、狠、严、扩、足的要求做好,这样才能应对病毒变异的可能,迅速把疫情控制住。谢谢大家。

中国教育电视台记者: 正如刚刚专家所说,我们目前的任何一款疫苗保护率都不是百分之百,所以想请问我们在完成疫苗接种之后,还需要做好哪些日常防护呢?谢谢。

王华庆: 谢谢这位记者的提问。实际上刚才前面几位专家已经回答了这个问题,但是我想就有关内容再强调一下。因为从全球新冠肺炎流行来说,还在持续,另外也发生了一些变化。我们都知道,病毒在持续变异,世界卫生组织已经把四个变异毒株列为"值得关切的病毒株",其中就有德尔塔株。刚才讲到了,德尔塔病毒株和既往的毒株相比传染性增强了。有研究显示,感染了德尔塔病毒之后,这个人排出病毒的时间早了,病毒的排出量增加了,导致的二代病例数也在增多。所以基于这样的情况,德尔塔病毒株在一些国家已经成为优势的流行株。目前根据世界卫生组织的统计,有132个国家已经检测到德尔塔病毒株。刚才我也讲到,有一些国家德尔塔病毒株检出的比例超过了80%以上。所以目前来看,德尔塔病毒株的传播和影响也是比较大的。我们国家近期发生的几起疫情,有德尔塔病毒株引起的,也有德尔塔病毒株为主引起的。所以在目前这个阶段,除了做好疫苗接种以外,对于个人来说,就像刚才专家所说的,我们要戴好口罩,做好手卫生,在公共场所的时候要保持社交距离一米以上。另外，要常通风。有很多措施前面专家也都说到了。另外我也想说一下，像美国，接种疫苗以后，提出来不戴口罩的规定。但是，最近美国的德尔塔病毒株流行已超过了80%，所以他们现在又提出了重新戴口罩的要求，尤其是在一些特殊场所。所以，我们看到德尔塔病毒株的传播影响还是比较严重的，在接种疫苗的情况下，个人防护措施在现阶段还不能放松。谢谢。

澎湃新闻记者：大家比较关心南京的这次疫情。目前南京的核酸检测能力怎么样？是否能够满足现在大规模的核酸检测需求？谢谢。

郭燕红：谢谢这位记者的提问。用最快的时间完成全员大规模的核酸检测，对于及早发现感染者，以及锁定感染范围和有效控制疫情，都具有非常重要的意义，所以也是个非常重要的手段。目前南京的核酸检测能力情况，有86家机构，包括医院，各级的疾病预防控制机构，还有第三方的检测实验室。这86个机构的检测能力能够达到每天100万管的水平。南京的常住人口是931万，如果我们采用"十合一"或者"五合一"混采检测的办法，可以支持两到三天就能够完成全员一轮的核酸检测。所以应该讲，南京能够满足全员核酸检测的需求。同时，江苏省刚刚采用了更新版的核酸检测采检信息系统，可以大大提高检测和报告信息的速度。谢谢。

香港经济导报记者：我们注意到，疫苗说明书推荐的时间间隔是四周，实际上隔了六周，这样接种还有效吗？谢谢。

王华庆：好，你刚才说到的问题，实际上涉及两个疫苗，一个是灭活疫苗，还有一个涉及CHO新冠重组病毒疫苗。这两个疫苗一个是需要打两针，一个是需要打三针。关于它的时间间隔，我们在《新冠病毒疫苗接种技术指南》中都有相关的规定。像灭活疫苗,我们要求两剂之间间隔大于等于三周,第二剂在八周内尽早完成。CHO细胞重组新冠病毒疫苗需要打三针,两针之间的间隔要求在四周或四周以上。第二剂尽量在接种第一剂次后8周内完成,第三剂尽量在接种第一剂次后6个月内完成。有些时候可能遇到特殊的情况,不能及时接种,这种情况在《新冠病毒疫苗接种技术指南》中也有规定,不需要重新接种,后续只要补种完漏种的疫苗就可以。最近国外也有一些研究,适当地延长间隔距离,免疫效果可能会更好一些。但是这里面就存在一个什么样的问题呢?如果不及时完成全程接种的话,一旦有疫情的时候,可能它的保护效果就会降低,这个时候可能感染的风险就会增加。所以大家在接种疫苗过程中,还是要按照规定的时间间隔,尽量在要求的时间范围内完成接种。谢谢。

中国青年报记者: 现在60岁以上人群和12~17岁青少年的疫苗接种情况如何?接下来的接种安排是如何的?现在出现了对不打疫苗人群有一些限制,请问我们是否会进行一些干预?谢谢。

贺青华: 谢谢您的提问。疫苗接种,按照党中央、国务院的决策部署,全国正积极稳妥推进,总体呈现向上向好的态势。目前你关心的60岁以上老年人的接种工作,已经全部纳入接种范围,截至2021年7月28日,全国已经有1.5亿60岁以上老人接种了疫苗。对于12~17岁未成年人的接种,我们采取的是分地区、分年龄段的方式,稳妥有序地推进,截至7月28日,已经累计接种了1 248万人。下一步,我们将在确保安全的基础上加大工作力度,积极推进60岁以上老年人和12~17岁未成年人人群的接种。疫苗接种是保护自身和家人的生命健康的一个重要手段之一,希望大家能够积极主动地及早接种疫苗,为防控新冠肺炎疫情、维护自身的生命健康增加一层保护,减少一分风险。刚才你提到,对于一些个别地区在新冠病毒疫苗接种工作过程中出现的管理简单化、一刀切的问题,我们要求有关地区予以纠正。谢谢。

21 世纪经济报道记者: 根据公开信息,国际上也有部分国家明确为民众提供新冠病毒疫苗加强针的接种,请问我国在这方面有何考虑? 谢谢。

邵一鸣: 谢谢您对疫苗的关心。自去年开始,全球接种新冠病毒疫苗已超过 30 亿。为了更好地应对疫情防控,很多国家都在考虑进行加强针的接种。目前看来,所有的疫苗在接种之后,都会随着时间,抗体水平出现下降,但是免疫记忆仍然存在,所以一旦病毒感染了,能够在很短的时间,差不多一周的时候刺激起很强的记忆反应,抗体会大幅度上升。加强免疫,各国都在进行研究,现在还没有足够的证据显示,需要对全人群都进行第三剂的疫苗接种。初步观察,对已完成免疫接种一年以内的普通人群,是暂时没有必要进行加强针接种的。但是对完成免疫超过 6~12 个月,并且免疫功能较弱的老年人和有基础性疾病的患者,以及因工作需要要去高风险地区工作的人员,在国内从事高暴露风险职业的这些人群,是否有必要开展加强针,以及什么时间开展加强针的接种,正在进行研究。根据以往的大量科学研究试验和国际研究经验,为了保证疫苗接种的安全性和有效性,在必要的情况下,一般是使用同技术路线的疫苗进行加强接种。但是是不是也可以使用不同技术路线的疫苗,这仍然是一个科学探索的问题,目前科技界还没有共识,所以大量的临床研究目前正在推进。当前我们国家正在着力推进新冠病毒疫苗的接种。为了能够很快地恢复我们国家的正常生活状态和秩序,回归到常态的经济生活,希望大家从大局出发,积极接种新冠病毒疫苗。谢谢。

香港中评社记者: 请问通过这两个月来与德尔塔变异毒株的交锋,从防控角度看,有没有什么关于这一毒株传播规律的新认识? 谢谢。

冯子健: 谢谢您的提问。刚才我已经介绍了对这个病毒目前最重要特征的新认识。虽然病毒的传播能力显著增强,但它的传播方式并没有发生变化,仍然是通过这样几个主要的方式传播的,一个是呼吸道飞沫传播,就是我们打喷嚏、咳嗽甚至说话喷溅出来的呼吸道的飞沫携带病毒,会导致跟他近距离接触的人感染,呼吸道飞沫直接喷溅到呼吸道上、口眼鼻的黏膜上,导致感染,这是最主要的一种传播方式,这也是为什么我们建议对新冠肺炎和其他呼吸道疾病预防都是如此,要戴口罩,要保持人际距离,要保持一米以上距离,因为飞沫传播的原因。第二个主要传播方式,叫接触污染物传播。我们呼吸道飞沫、分泌物,污染了物体表面,这个病毒可以存活一段时间,其他人用手接触了这个被污染的物体表面,沾染了病毒,他在接触自己的口、眼、鼻的时候,就会被感染,这也就是我们为什么强调手卫生的重要性的原因。另外这个病毒在一定条件下还可以形成空气传播,或者叫气溶胶传播,特别是在室内,通风不畅的狭小空间,如果有感染者咳嗽、打喷嚏,除了大颗粒的呼吸道飞沫以外,还会形成非常细小的呼吸道分泌物颗粒,可以在空气中悬停,其他人吸入,就可以导致感染,甚至排出病毒的人离开这个空间,在空气中仍然会有病毒存在一定的时间,其他人进入以后会导致感染。这也是目前对新冠病毒三种主要传播方式的认识,目前仍然没有发生新的变化,过去针对老的毒株和其他变异株所采取的各种防控措施仍然是有效的,只不过由于它的传染性在增强,这些措施的执行,包括个人预防措施,包括我们采取的疫情阻断的管控措施,都要更严密,做得更严谨,执行得更认真。谢谢。

封面新闻记者: 目前在居家隔离的人员中,有一些是孕妇、尿毒症患者或者慢性病患者等特殊群体,如何保障这部分人在居家隔离过程中日常就医的需求? 谢谢。

郭燕红：谢谢这位记者的提问。医疗需求是刚性需求，在疫情防控中，我们高度重视在管控区域内特别是居家隔离的这部分人群的刚性医疗服务需求，比如孕产妇，有尿毒症、心脑血管疾病等基础病的患者，还有独居空巢的老人，所以加强医疗服务的保障，是切实保障人民群众健康的一个重要任务。我们主要采取三个方面的措施：第一，由社区工作人员了解管控社区内在居家隔离的这些人群的医疗服务需求，进行摸排。第二，在一些重点管控区域内，我们都派驻了一些有经验的医疗队，包括内、外、妇、儿等专业医务人员的配备，在管控区域内为有需求的居家隔离人员提供及时的医疗服务保障。第三，经过评估，对确需送到医院进行就诊的患者，也安排了点对点地把患者送到医院，全程要闭环管理，既满足了隔离人员的看病就医需求，也避免造成交叉感染。谢谢。

中国人口报记者：社区是我们疫情防控的一道重要防线，我们也能看到一些新发病例地区采取了社区封闭这样一些措施，请问社区防控需要注意哪些事情？谢谢。

贺青华：谢谢你对社区防控工作的关心。社区防控一直是疫情防控工作中最重要的环节，也是疫情防控的底线，直接关系到防控工作的成败。所以现阶段，社区防控应该从七个方面加以注意。一是充分发挥党建的引领作用，压实属地、部门、单位和个人的责任，就是我们讲的"四方"责任，有效发挥村委会和居委会的作用，实行网格化管理，责任落实到人，切实守住疫情防控的底线。二是实施分类管理。发现阳性病例的小区，要立即实行封闭式管理，感染者要立即转运到定点的医疗机构集中救治，其密切接触者和次密切接触者以及阳性病例所在的单元所有人员要采取集中隔离措施，并做好环境的消毒评估。三是封闭小区所有住户要切实做到足不出户，居家隔离，落实好健康监测和核酸检测，积极应用信息技术完善健康监测服务。四是要全力做好封闭小区的生活保障。特别是要加强失能和独居老人、残疾人、特殊困难群体以及低收入家庭的关心关爱。五是要加强医疗服务保障。刚才郭燕红局长讲到了，封闭小区里有孕妇、有需要血透的、有慢性病患者还有心血管病患者，有医疗需要的患者，要及时提供看病就医的医疗服务保障，做到闭环管理。六是要严格做好生活垃圾的回收和转运。封闭小区产生的生活垃圾必须及时按照要求清运出去。七是疫情发生地的非封闭小区要加强对外来人员的管控。落实测温、验码、科学戴口罩等常态化疫情防控措施，同时还要根据当地安排做好核酸检测的动员和组织工作。可能这七项还不够，总的来说，每个社区、每个街道在疫情防控工作中要织好五张网。一是组织动员网，二是联防联治的责任网，三是正向引导的宣传网，四是技术运用的信息网，五是触角延伸的服务网。有了这"五张网"，还要绘好"四张图"，才能做到心中有数。一是资源图，就是这个社区在疫情情况下，有哪些资源，这些资源从哪儿来，这要建立资源整合的机制。二是责任图，建立责任机制。小区可大可小，哪个区哪栋楼谁负责、怎么管。三是态势图，疫情情况、工作落实情况完没完成？布置任务做没做到位？要建立工作效率机制图。四是流程图，要建立快速反应机制，一旦发生情况，我该找谁，而不是说我找哪个部门，要建立流程图。无论谁在值班，我知道要转运找谁，要检测找谁，要物资我找谁，所以叫流程图。有了这五张网、四张图，最后在社区防控还要推行"三治"。一是行业自治，发挥这个社区街区行业协会的自律作用。二是发挥街区的自律作用，发挥这个街区的商家联盟的带头作用。三是院落楼栋自治，充分发挥好居民个人的作用。我想，通过刚才讲的"五网四图三治"，把我们的社区工作做好、做细、做实，达到阻断疫情传播、彻底守住疫情防控底线的作用。谢谢。

红星新闻记者：我们知道目前归国人员在入境点需要隔离 14 天，但是返回目的地后，又要继续隔离 14 天，请问介于目前疫苗有效性已经比较高了，这些已经接种疫苗的人员，能否缩短隔离的时长？否则我们接种的意义何在呢？谢谢。

王华庆：谢谢这位记者的提问。其实我们接种疫苗的目的最终是建立免疫屏障。在新冠肺炎疫情全球大流行的背景下，免疫屏障还没有建立。在这样的情况下，我们的防控措施还不能做调整。虽然有些人已经接种了疫苗，但是我们也知道，疫苗的保护效果不是百分之百，其中有些人即使接种了疫苗，也会感染病毒，也会发病。也就是说，他有可能还会成为一个传染源。所以现在我们采取的措施，是针对控制传染源的。另外，切断传播途径的措施，包括大家现在戴口罩、手卫生，保持一定的社交距离。还有保护易感人群，现在我们主要以接种疫苗为主。在免疫屏障没有建立起来之前，这三种措施要并重，要一起来实施。前面贺青华局长也讲到了，目前我们的防控策略是有效的，就包括了对传染源的控制，对传播途径的切断和保护易感人群。后续如果免疫屏障建立起来了，可以为措施调整奠定一定的基础。所以现阶段免疫屏障没有建立起来之前，我们国家实施的策略是"外防输入，内防反弹"，有很多疫情，包括国内发生的情况，就是输入的一个病例、两个病例，导致了出现疫情的反弹。所以对这些接种疫苗的人员，按照相关的规定，还要做好隔离的工作，也要做好医学观察的工作，国家和地方都有相关规定，各地按照规定来执行。谢谢。

东方卫视记者：有报道称，接种疫苗之后，抗体的有效期是在6个月之后会出现衰减，那我国最早一批接种疫苗的人已经超过了6个月，请问疫苗保护率的持久性大概如何呢？

邵一鸣：谢谢您的问题。目前我们国家疫苗研发单位都在对接种后的人群开展跟踪研究。通过这些研究，我们主要是测定他接种后的6个月或者 12 个月的中和抗体水平的变化,我们使用的是几何平均滴度来标定疫苗的免疫持久性。新冠病毒疫苗研发因为时间还比较短,所以对免疫保护的持续时间还在收集数据。已有的数据显示,与常规疫苗一样,新冠病毒疫苗接种后,随着时间的延长,接种者体内的抗体水平都会下降,全程免疫后 6 个月,18~59 岁的人群和 60 岁以上的人群,各类疫苗目标剂量组中和抗体水平大概会有 1.4~12.4 倍不等的下降。但是抗体水平下降,并不表示疫苗的保护力不存在,它降到什么样的水平保护力就会消失,目前还在收集数据进行研究。免疫学的知识告诉我们,除了抗体,还有接种人群的记忆细胞也是非常重要的免疫保护。部分单位开展的加强免疫的研究结果显示,全程免疫后 6~12 个月,打加强针的话,可以在很短的时间内使中和抗体显著提高。这说明,疫苗第一阶段的免疫已经产生了非常好的免疫记忆,这种免疫记忆维持时间至少可以达到一年。总而言之,我们国家的灭活疫苗,还有包括其他类型的疫苗,都还是具有很好的保护力的,对于预防感染有一定的效果,对于预防病毒的再传播,有比较明确的效果,对于预防重症和死亡,有非常显著的效果。谢谢。

主持人： 时间关系,最后再提两个问题。

人民日报健康客户端记者： 2020 年以来,几次物传人引发的聚集性疫情基本都是冷链物品导致或者在寒冷天气下发生的,但是这次似乎并没有低温的环境,所以这是不是意味着德尔塔毒株在常温下依然具有较强的通过物品传播的能力呢? 我们人物同防的措施将如何进一步改进和加强呢? 谢谢。

冯子健： 谢谢您的提问。刚才我已经讲到了,这个病毒的传播方式其中一种是可以接触污染物传播。某些情况下,病毒在物体表面或环境中可以存活,并能够导致传播。温度越低,它在外环境中存活的时间越长,温度高了存活的时间短。像冠状病毒,即便是在温度较高的环境下,它也能存活一定时间,并导致感染。从南京这起疫情初步调查结果也可以看出,保洁人员登机进行清洁的时候,暴露于携带病毒旅客污染的物体表面,这样短的时间内,足以导致进一步感染和传播。所以,不单冷链、冷藏物品在寒冷季节需要做好消毒、清洁和个人的防护,在常温、高温季节,接触这些有高污染风险的物品,仍然要做好个人防护。在处理这些物品的时候,在清洁的时候,也要做好个人防护,同时做好被污染物物品和物体表面的清洁和消毒,这非常重要,这些措施仍然还要加强。这次南京的疫情也暴露出来,我们可能还存在漏洞,比如个人防护,在执行客舱清洁过程中,防护措施是不是到位?比如口罩、手套,包括操作流程,有没有需要改进的地方,我们都需要再做进一步考察和研究,来弥补这样的漏洞再次发生。要严防死守,人、物、环境同防。在传播能力增强的德尔塔病毒在全球占传播主导地位的大背景下,不管是入境人员,还是入境的货品、交通工具,都要采取更严谨、更严格的防范措施,当然也包括对接触这些污染环境、污染物品的工作人员,感染高暴露风险的人员的健康管理和管控,都要进一步加强和改进。谢谢。

中新社记者: 目前正值暑期和旅游旺季,请问民众如何做好个人防护?谢谢。

冯子健: 谢谢您的提问。刚才我已经回答了其中一部分。其实这些措施还是我们一贯提倡的措施,第一是坚持戴口罩。刚才我也说到了,口罩非常重要,不管是保护个人不被感染,还是感染者保护别人不被感染,都是非常重要的,已经是国际上公认的重要预防措施。要养成随身携带口罩的习惯,尤其是前往公共场所,特别是进入公共交通工具、电梯等密闭空间时,一定要佩戴口罩。第二,要保持社交安全距离,尽量避免人群聚集。第三,要注意良好的个人卫生,手卫生尤其重要,要勤洗手,用肥皂或者洗手液和流动的水来洗手。外出返家后,要及时用洗手液或者肥皂和流动的水来洗手,必要时要使用消毒湿巾或者免洗消毒液进行消毒,避免用未清洁的手接触口、眼、鼻。第四,要保持室内良好的通风,在居家和办公场所要保持良好通风,每天开窗通风不少于两到三次。第五,自觉坚持安全出行,避免带病上班、上学。第六,有发热、干咳、咽痛等呼吸道症状要及时就医,就医过程中要向医生报告自己跟高风险人员接触和到中高风险地区旅行的经历,要提醒医生。另外,出行之前要做好出行计划,提前了解旅行目的地的风险状态,安排好自己的出行活动。谢谢。

主持人: 谢谢以上几位嘉宾。今天的发布会,几位嘉宾为我们介绍了近期疫情防控和疫苗接种的有关情况,在这里也再次提醒大家,我们疫情防控 "常态化" 不等于 "正常化", "低风险" 不等于 "零风险",要始终坚持做好个人防护,积极接种疫苗,配合防疫的有关要求。今天的发布会到此结束,谢谢大家!

627

发 布 嘉 宾

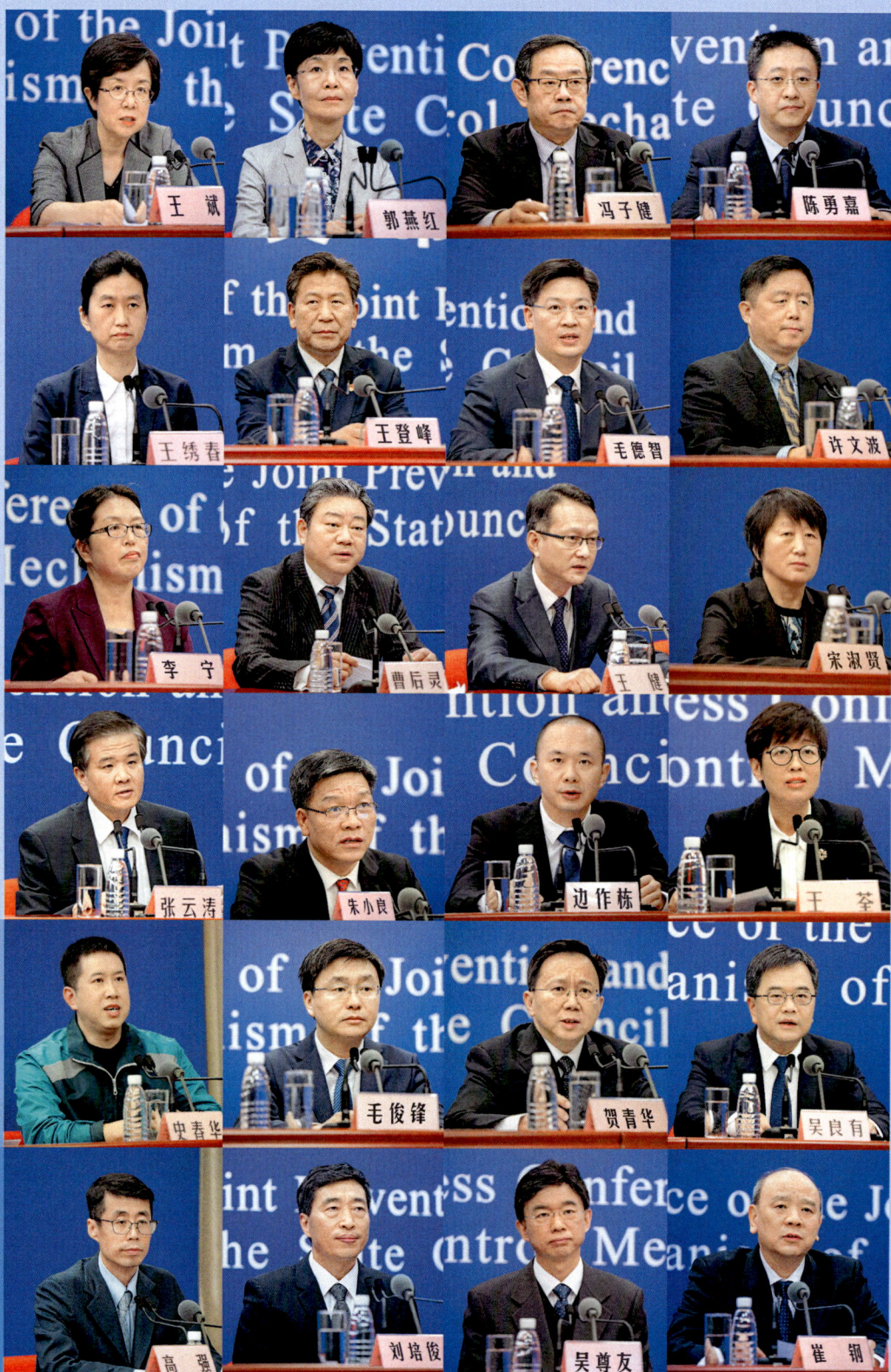

王斌	郭燕红	冯子健	陈勇嘉
王绣春	王登峰	毛德智	许文波
李宁	曹后灵	王健	宋淑贤
张云涛	朱小良	边作栋	于萃
史春华	毛俊锋	贺青华	吴良有
高强	刘培俊	吴尊友	崔钢

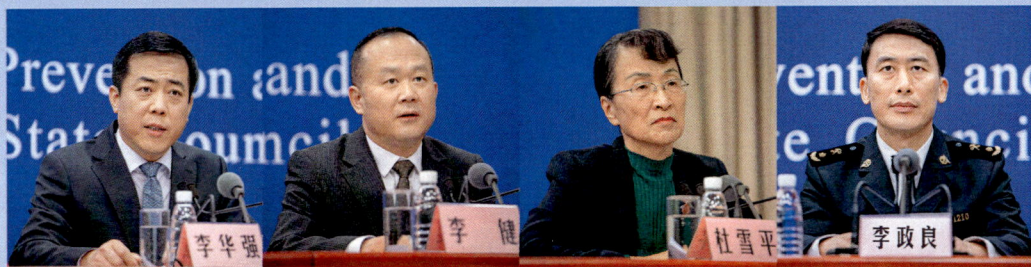

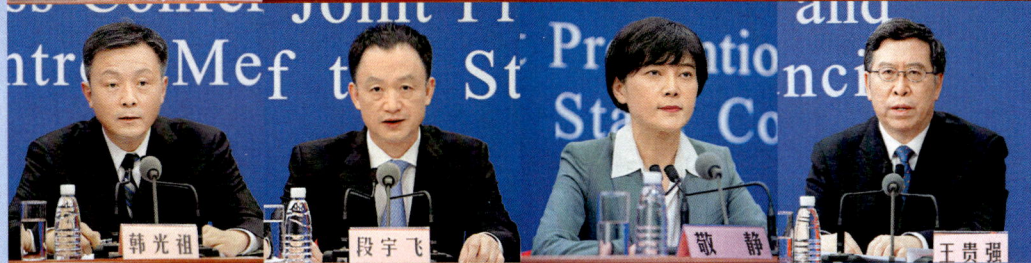

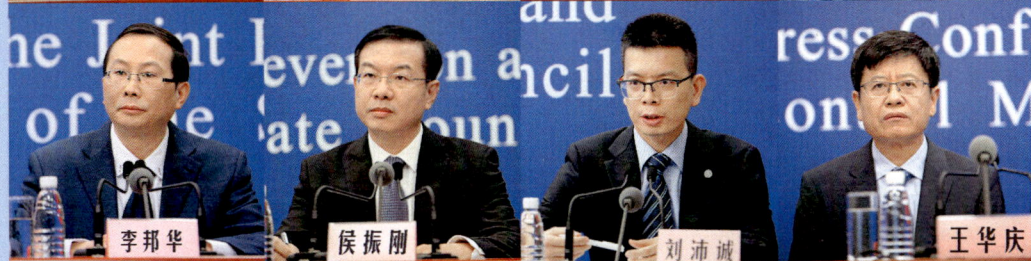

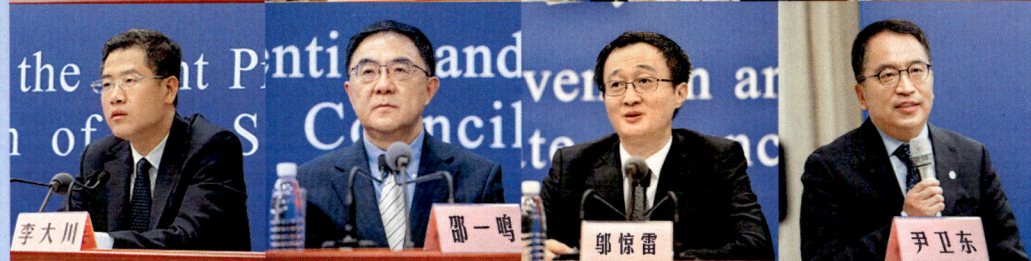

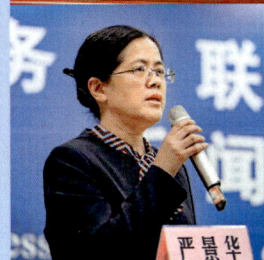

李华强　　李健　　杜雪平　　李政良

韩光祖　　段宇飞　　敬静　　王贵强

李邦华　　侯振刚　　刘沛诚　　王华庆

李大川　　邵一鸣　　邹惊雷　　尹卫东

严景华